U0339584

Burghardt's Primary Care Colposcopy
Textbook and Atlas

Second Edition

薄氏阴道镜学基础教程
操作技巧图解指南

第 2 版

Editor
Olaf Reich
Frank Girardi
Karl Tamussino
Hellmuth Pickel

编 著 〔奥〕 奥洛夫·赖克
弗兰克·吉拉迪
卡尔·塔穆西诺
赫尔穆特·皮克尔

主 译 王 滨 赵 超

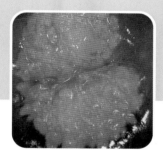 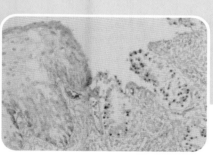 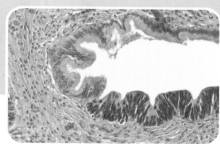

天津出版传媒集团
天津科技翻译出版有限公司

著作权合同登记号：图字：02-2017-233

图书在版编目（ＣＩＰ）数据

薄氏阴道镜学基础教程：操作技巧图解指南 /（奥）
奥洛夫·赖克（Olaf Reich）等编著；王滨，赵超主译. —天津：天
津科技翻译出版有限公司，2019.4
书名原文：Burghardt's Primary Care Colposcopy：
Textbook and Atlas
ISBN 978-7-5433-3875-3

Ⅰ.①薄… Ⅱ.①奥… ②王… ③赵… Ⅲ.①阴道镜
检-图解 Ⅳ.①R711.730.4-64

中国版本图书馆CIP数据核字(2018)第179675号

Copyright©2017 of the original English language edition by Georg Thieme
Verlag KG, Stuttgart, Germany.
　　Original title：Burghardt's Primary Care Colposcopy,2/e by Olaf Reich/Frank
Girardi/Karl Tamussino/Hellmuth Pickel

授权单位：Georg Thieme Verlag KG.
出　　　版：天津科技翻译出版有限公司
出 版 人：刘庆
地　　　址：天津市南开区白堤路244号
邮政编码：300192
电　　　话：（022）87894896
传　　　真：（022）87895650
网　　　址：www.tsttpc.com
印　　　厂：山东鸿君杰文化发展有限公司
发　　　行：全国新华书店
版本记录：889×1194　16开本　11.5印张　100千字
　　　　　　2019年4月第1版　2019年4月第1次印刷
　　　　　　定价：128:00元

（如发现印装问题，可与出版社调换）

主译简介

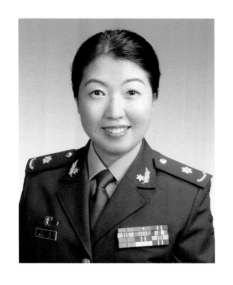

王滨，山西省太原市人。现任中国人民解放军联勤保障部队第 983 医院（原中国人民解放军第 254 医院）妇产科副主任医师。医学博士，毕业于第四军医大学。担任全军妇产科学专业委员会产科学组委员，全军第九届医学科学技术委员会"计划生育／优生优育"专业委员会围产学组委员和北京军区妇产科专业委员会委员。参加妇产科临床工作二十余年，主要从事宫颈肿瘤的规范化筛查与诊治、妇科微创手术操作及产科危重症与并发症的救治。发表论文近 40 篇，获军队科技进步三等奖 1 项，主编专著 2 部，参编专著 7 部。熟练掌握阴道镜检查及宫颈手术操作技术，并在临床中积极开展宫颈防癌筛查及疫苗注射的普及工作。曾于 2007 年 8 月至 2008 年 4 月参加我国赴利比里亚的医疗维和任务，工作突出，获联合国颁发的一级和平勋章，并荣立个人三等功。于 2008 年获得天津市河北区"十大杰出青年"荣誉称号。

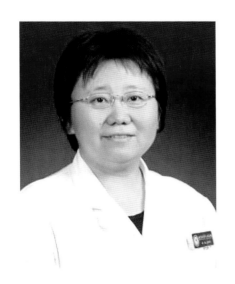

赵超，北京大学医学部妇产科学博士，北京大学人民医院妇产科主任医师。北京医学会妇产科学分会阴道镜协作组成员，全国卫生产业企业管理协会妇幼健康产业分会委员，中国优生科学协会阴道镜和宫颈病理学分会委员兼秘书，中华预防医学会妇女保健分会青年委员会委员，妇幼健康研究会宫颈癌防控研究专业委员会委员，中国医药教育协会专业委员会委员。擅长宫颈癌前病变的诊断及治疗，包括阴道镜检查、宫颈冷刀锥切术、高频电刀宫颈环切术（LEEP）、宫腔镜、腹腔镜及开腹手术。在宫颈癌筛查、诊治及宫颈癌疫苗临床观察方面进行了大量研究。作为项目负责人进行国家自然科学基金研究并参加北京市科委多项课题的研究及宫颈癌筛查技术推广工作。

译者名单

主　译　王　滨（中国人民解放军联勤保障部队第983医院）
　　　　赵　超（北京大学人民医院）

主　审　魏丽惠（北京大学人民医院）
　　　　赵　昀（北京大学人民医院）
　　　　张　雷（中国人民解放军联勤保障部队第983医院）

译　者　曾　健（中国人民解放军联勤保障部队第983医院）
　　　　黄　萍（中国人民解放军联勤保障部队第983医院）
　　　　卢翠云（中国人民解放军联勤保障部队第983医院）
　　　　马艳华（中国人民解放军联勤保障部队第983医院）
　　　　李俊魁（中国人民解放军联勤保障部队第983医院）
　　　　田　芸（中国人民解放军联勤保障部队第983医院）
　　　　王　茹（中国人民解放军联勤保障部队第983医院）
　　　　庄国丽（中国人民解放军联勤保障部队第983医院）
　　　　翟光宇（中国人民解放军联勤保障部队第983医院）
　　　　孟聪然（中国人民解放军联勤保障部队第983医院）
　　　　韩俊彩（中国人民解放军联勤保障部队第983医院）
　　　　梅雪绯（中国人民解放军联勤保障部队第983医院）
　　　　耿　炫（中国人民解放军联勤保障部队第983医院）
　　　　杨淑敏（中国人民解放军联勤保障部队第983医院）
　　　　孙　莹（中国人民解放军联勤保障部队第983医院）
　　　　吴京杰（中国人民解放军联勤保障部队第983医院）
　　　　陈园园（中国人民解放军联勤保障部队第983医院）
　　　　张爱华（中国人民解放军联勤保障部队第983医院）
　　　　李静梅（中国人民解放军联勤保障部队第983医院）
　　　　白建平（中国人民解放军联勤保障部队第983医院）
　　　　张素娟（中国人民解放军联勤保障部队第983医院）
　　　　杨雅清（中国人民解放军联勤保障部队第983医院）
　　　　王　鑫（中国人民解放军联勤保障部队第983医院）
　　　　贾志武（山西医科大学）
　　　　郭　欣（山西医学科学院山西大医院）

编者名单

Olaf Reich，MD

Associate Professor of Gynecology

Associate Professor of Patholgy

Department of Obstetrics and Gynecology

Medical University of Graz

Graz，Austria

Frank Girardi, MD

Professor Emeritus

Department of Obsetrics and Gynecology

Medical University of Graz

Graz, Austria

Karl Tamussino, MD, FACS

Professor

Department of Obsetetrics and Gynecology

Medical University of Graz

Graz, Austria

Hellmuth Pickel, MD

Professor Emeritus

Department of Obstetrics and Gynecology

Medical University of Graz

Graz, Austria

中文版序言

子宫颈癌作为严重威胁女性健康的疾病，近百年来在防治子宫颈癌上人们做了大量的探索。近二十年来随着揭示人乳头瘤病毒（HPV）感染与子宫颈癌发生密切相关，预防性 HPV 疫苗的问世，在子宫颈癌的防治上已形成一个由 HPV 疫苗接种与健康教育—子宫颈癌筛查与癌前病变的治疗—子宫颈癌的治疗的三级预防体系。

在宫颈癌的筛查中，阴道镜对于宫颈病变，特别是宫颈高级别病变和早期宫颈癌的诊断中起着至关重要的作用。如何正确使用阴道镜，并识别阴道镜下的各种病变，是临床医生常常遇到的困惑。而《薄氏阴道镜学基础教程：操作技巧图解指南》提供的相关知识，可以快速解答临床医生在应用阴道镜诊断子宫颈癌及其病变，以及下生殖道各部位的相关病变中遇到的难点。

我们欣喜地看到本书在中国人民解放军联勤保障部队第 983 医院王滨副教授和北京大学人民医院赵超主任医师的主持下，组织青年医生在短短的时间内联合完成了翻译工作。

本书的原著作者是奥地利的学者。奥地利是世界上发明和最早开始应用现代阴道镜的国家，本书作为阴道镜基础教程，于 1984 年以德语出版了第 1 版，在其后的修订版称为《薄氏阴道镜学基础教程：操作技巧图解指南》，并以多种语言发行。目前本书是第 2 版的精简版。作为阴道镜的基础教程，本书简要而全面地介绍了人乳头瘤病毒与子宫颈癌的相关性，阴道镜相关的基本知识，特别是在重点介绍阴道镜在宫颈癌筛查中的应用以及妊娠期阴道镜所见外，对下生殖道各部位，包括外阴、阴道和肛周的阴道镜所见，也做了较为全面的介绍。对从事阴道镜的相关人员，特别是对于初学者，以及年轻的医生了解、掌握并全面认识阴道镜使用的范围和意义，以及学习各种病变在阴道镜下的表现会有所帮助。由于信息时代，科技快速发展，知识的更新如此迅速，难免有些新知识涉及不足。

期待这本《薄氏阴道镜学基础教程：操作技巧图解指南》中文版对读者学习阴道镜有所帮助。

北京大学人民医院 教授

中国优生科学协会阴道镜和宫颈病理学分会（CSCCP）主任委员

2019 年 1 月于北京

中文版前言

随着科学的迅速发展和知识的快速更新，女性宫颈癌的防治工作取得了巨大成就。而将阴道镜应用到宫颈癌筛查和癌前病变的治疗中，在降低宫颈癌的发病率和死亡率方面发挥了重要作用，可以说阴道镜技术是宫颈癌筛查与预防中的一个里程碑。

具体来说，阴道镜是完成宫颈防癌筛查链条中的关键一环，在细胞学检查和组织学检查之间架起桥梁。它可视又无创，易于操作，便于接受，目前已在我国很多基层医院开展，填补了经济落后地区长期无法进行宫颈癌筛查的空白。同时阴道镜又是一种直观技术，小小的屏幕上可以显示疾病的万千变化，遗漏任何一个细节都可能隐藏巨大的风险。所以说阴道镜就是医生的"千里眼"，要想透过现象看到本质，操作者需要经过严格的阴道镜培训和锻炼。

目前关于阴道镜学习的工具书已有不少，笔者遇到这本书并完成翻译工作也是机缘巧合。2016 年 12 月我刚从北京人民医院举办的"阴道镜手拉手学习班"中结束培训圆满归来，对阴道镜的学习兴趣正浓。正好于 2017 年 1 月就赶上这本 *Burghardt's Primary Care Colposcopy: Textbook and Atlas* 英文原版书的出版，书中内容浅显易懂，图文并茂，制作精良，很适合阴道镜初学者的入门掌握。经过慎重考虑，我决定完成此书的中译本翻译工作，为那些和我一样对阴道镜感兴趣的医护人员提供更多的读本选择。回顾这段时光，从当初的忐忑接手到中期的挑灯夜战，再到现在的付印出版，内心不禁感慨：付出总有回报，努力就会进步。

此中译本秉承了原著的风格，图文并茂，内容力求简洁又不失全面，图片力求精美又不失细节，方便保存，便于查阅。奈何每本成书都可能是遗憾的作品，笔者虽竭尽全力，终因才疏学浅，难免有不妥之处，恳请读者批评指正，不吝赐教。

在此，感谢中国人民解放军联勤保障部队第 983 医院妇产科团队的全体同仁，在翻译本书的过程中给予的大力支持与关怀；感谢北京大学人民医院妇产科的魏丽惠教授、赵昀教授和赵超教授不仅悉心教导我阴道镜技能，还在百忙之中给予本书全文审阅与把关，其中赵超老师还亲自操刀翻译了本书的部分主要章节；特别要感谢德高望重的魏丽惠教授，在临床与教学工作都极为繁忙的情况下，仍对像我这样的临床一线医生给以大力扶持与热忱帮助，令人感动；最后还要感谢优秀的李金荣编辑在本书的出版发行过程中付出的努力与辛苦！

王涛

2019 年 1 月

前　言

　　阴道镜是一种已被广泛使用的检查技术，它通过暴露、光源和放大技术直观地检查女性下生殖道。近二十年来阴道镜教科书的明显增多见证了该技术的迅猛发展。本书的第一版于1984年在德国发行。从那时起，修订版被命名为《薄氏阴道镜和宫颈病理学》（书名是为了纪念 Erich Burghardt 先生，其已于2006年逝世），已被译为西班牙语、日语、法语、意大利语和英语等多种语言出版发行。本书是该书的精简版，主要受众人群为全科医生、护士和其他非专业人员。因此，我们略去了那些过于详细的组织学图片与描述，保存了阴道镜图像作为本书的主干，并对所谓的"扩展式阴道镜检查"（即使用醋酸和碘试剂的阴道镜检查）做了详细的描述。与以往的版本一样，本书旨在阐明阴道镜技术的基本原理以及阴道镜是如何评价宫颈及下生殖道的动态图像变化，进而指导我们预防宫颈及外阴、阴道和肛门的上皮内病变。

　　感谢 Charles Redman 博士（Stoke on Trent）和 Esther Moss 博士（Leicester）关于本书中阴道镜教学章节的贡献。还要感谢 Thieme 出版社对本书出版项目的长期支持。当然，还要感谢我们的妻子 Christine、Ursula、Caroline 和 Ulrike 的支持。

Olaf Reich

Frank Girardi

Karl Tamussino

Hellmuth Pickel

目　录

第 1 章
人类乳头瘤病毒与宫颈癌

1

在 20 世纪的大部分时间里，宫颈癌对于女性都是一场灾难。目前在世界的大部分地区，这种情况仍然没有改善，宫颈癌常常夺去 40 岁以下女性的生命。1908 年，Friedrich Schauta 在维也纳完成他有关经阴道根治性子宫切除术治疗宫颈癌的专著时写道："早期发现子宫癌症是未来几代学者和临床医生所面临的最大挑战。"同年，Howard Kelly 在美国的巴尔的摩也写道："目前唯一有希望取得进展的途径是尽可能在早期发现宫颈癌。"虽然战胜疾病有赖于早期发现，但是医生并不知道如何才能做到这一点。

1.1 宫颈癌的病因学

乳头瘤病毒由一群数量庞大且种类多样的小 DNA 病毒组成，它们可以感染上皮组织，并且已经有上亿年的进化史。作为寄生菌，它们可以利用种属特异性的动物和人类进行复制。目前人类已经认识了大约 120 种侵犯皮肤或黏膜的人乳头瘤病毒（HPV）。

HPV 具有简单的结构，只由少量的蛋白组成。它的环状基因组可分为 6 个早期基因（*E6*、*E7*、*E1*、*E2*、*E4* 和 *E5*），它们控制着病毒基因的表达与复制；同时还有两个晚期基因（*L1* 和 *L2*），它们负责编码主要的衣壳蛋白。在宫颈癌的发生过程中，两个早期基因 *E6* 和 *E7* 可以转化宫颈上皮。

1976 年，Harald zur Hausen 在宫颈癌和生殖器疣中发现了 HPV 的 DNA；1983 年，Harald zur Hausen 实验室的研究者们还发现，HPV16 是导致宫颈癌前病变和宫颈浸润癌的首要致病因素。HPV 根据其促进宫颈向恶性转化的能力分为低危和高危两大类。其中 HPV16、18、31、33 及其他相关病毒为高危病毒；而 HPV6、11、40、42 及其他一些在宫颈癌发病中罕见的病毒为低危病毒。

所有宫颈上皮均易受到 HPV 的感染。宫颈癌及癌前病变的发展需要持续感染高危 HPV（HR-HPV）。HPV16 感染主要导致大部分宫颈鳞状上皮内病变，然而 HPV18 和 45 则主要导致宫颈腺上皮内病变。通常 HPV16 和 18 约引起 70% 的宫颈癌，联合 HPV31、45 感染及其他协同因素（比如吸烟、免疫缺陷、多个性伴侣等），共同构成了宫颈癌发病的主要高危因素。

全世界范围内大约有 3 亿女性感染 HPV。大多数生殖器 HPV 感染都无症状，而且这些感染中的大部分还会自然消退。生殖器 HPV 感染几乎完全通过性交或外生殖器皮肤的接触传播。大部分女性获得宫颈 HPV 感染是在初次性交后的头几年内，且一般都表现为多种 HPV 基因型的混合感染，尤其对于年轻女性来说。一般 HPV 感染的清除主要是靠细胞介导的免疫反应来完成。大约 90% 的 HPV 感染的女性会在 2 年内转阴。25 岁以下的女性 HPV 感染率最高，30~35 岁有所下降，而在一些国家 50 岁以上的女性 HPV 感染率略有增加。

1.2 宫颈癌的自然史

HPV 主要感染上皮的基底细胞（储备细胞），后者负责上皮的再生（图 1.1）。而柱状上皮的储备细胞使得柱状上皮向鳞状上皮化生。

HPV 感染发生于宫颈轻微损伤（如性交）时，宫颈黏膜的基底细胞（储备细胞）暴露于病毒下。由于病毒基因在受感染的基底细胞中表达，导致 HPV 感染的细胞克隆在上皮层内延伸（图 1.2a、b）。

从 HPV 感染到发展为高级别鳞状上皮内病变（HSIL）的时间跨度很长。一般来说，HPV16、18 或 45 持续感染在未来 5 年内会引

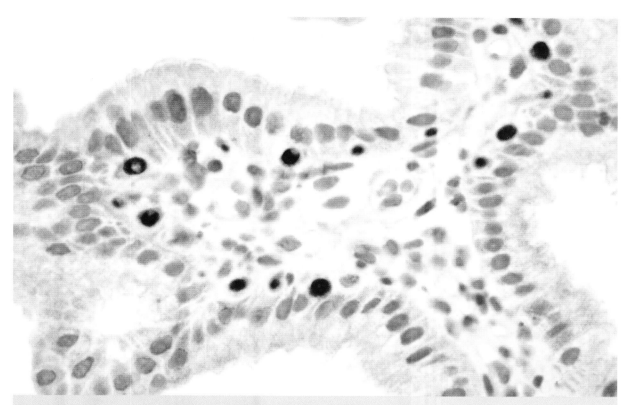

图 1.1　宫颈柱状上皮基底层单个的储备细胞。其细胞核染色呈 p63 阳性（即深黑色）。

起 20%~30% 的患者发展为宫颈上皮内的 Ⅲ 级病变（CIN Ⅲ，HSIL）。而对于某些宫颈高级别病变，尤其是 HPV16 感染导致的会进展得更快（即发生在 HPV 感染后 1~2 年内）。对于同时感染多种高危型 HPV 的女性来说则风险增加。

宫颈癌是高危型 HPV 感染的一种偶然性的，而且是晚期的表现。从最初感染到发展为浸润癌的潜伏期可达 8 年甚至更长。HSIL比 LSIL（低级别鳞状上皮内病变）发展为宫颈浸润癌的风险更高。对于 CIN Ⅰ、Ⅱ 和 Ⅲ其发生自然消退的可能性分别是 57%、43%和 32%，持续存在的可能性为 32%、35% 和56%。而进展为宫颈浸润癌的风险则分别为1%、5% 和 12% 以上。有研究显示，未经治疗的 CIN Ⅲ 在未来 30 年内约有 30% 会发展为宫颈浸润癌。

1.2.1 HPV 感染经过

HPV 感染经历了病毒基因表达的三个阶段，包括潜伏期、持续期（增殖期）和转化期。经过上皮内瘤变的转化期后，一些 HSIL 和 AIS（原位腺癌）将发展为宫颈浸润癌（图 1.2）。

潜伏期

潜伏期不产生感染性颗粒，临床症状不明显，也并不引起任何组织病理学改变。大部分HPV 感染终止于此期，没有主要病毒基因的启动。

持续期（增殖期）

持续期（增殖期）感染不引起细胞转化，可以由高危或低危病毒导致。它经常在被感染的鳞状上皮细胞内出现特征性的形态学改变，如挖空细胞（图 1.3）。这与湿疣或 CIN Ⅰ 的组织学标本或 LSIL 的细胞学标本相一致。大约有 90% 的增殖期感染会在 1~2 年内消退，

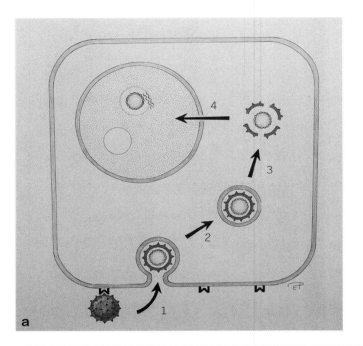

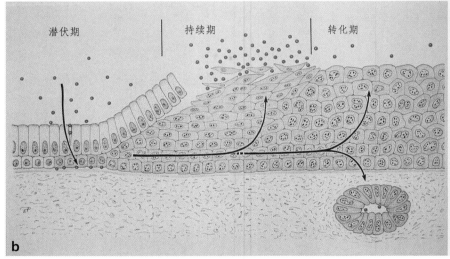

图1.2 （a）HPV感染模式：由胞饮作用介导的HPV摄取，使HPV进入基底细胞。胞饮作用（内吞作用）：从病毒颗粒里释放出来的环形病毒基因组被转运到细胞核，在那里它们如同染色体外分子一样定居下来。（b）HPV感染的三阶段简要模式图：宫颈小裂伤使基底细胞中的某些储备细胞接触到HPV。在潜伏期阶段，HPV基因组释放低剂量的病毒拷贝到宫颈细胞中尚未引起明显的病毒表达。但在一些特例中也可以见到低水平的病毒表达，并引起病毒复制（增殖阶段）。晚期基因产物呈递了大量的复制病毒基因组，这样新产生的HPV被释放到宫颈表面。形态学影响包括发生低级别鳞状上皮内病变（LSIL）。持续感染导致了高级别上皮内病变（HSIL）和原位腺癌（AIS）。

和LSIL在临床上多可自然缓解的现象相符。

转化期

转化期感染几乎都与高危型HPV的类型相关。此期感染可引起宫颈高级别病变，这些病变与组织学CIN Ⅱ或CIN Ⅲ以及细胞学HSIL相关（图1.4）。对于癌症的形成，HPV必须能够长期逃避机体的免疫监管，使异常基因得到不断积累。并不是所有的HSIL和AIS都会发展为宫颈浸润癌。

1.3 宫颈癌的形态发生学

宫颈鳞状细胞癌可以发生在化生鳞状上皮（转化区内）或者原始鳞状上皮内。

1.3.1 来源于化生鳞状上皮的宫颈鳞癌的形态发生学

宫颈转化区内的鳞癌来源于鳞状上皮化生区域的SIL。化生起始于柱状上皮下特定区域内的储备细胞（图1.5a~c和1.6a~d），接着

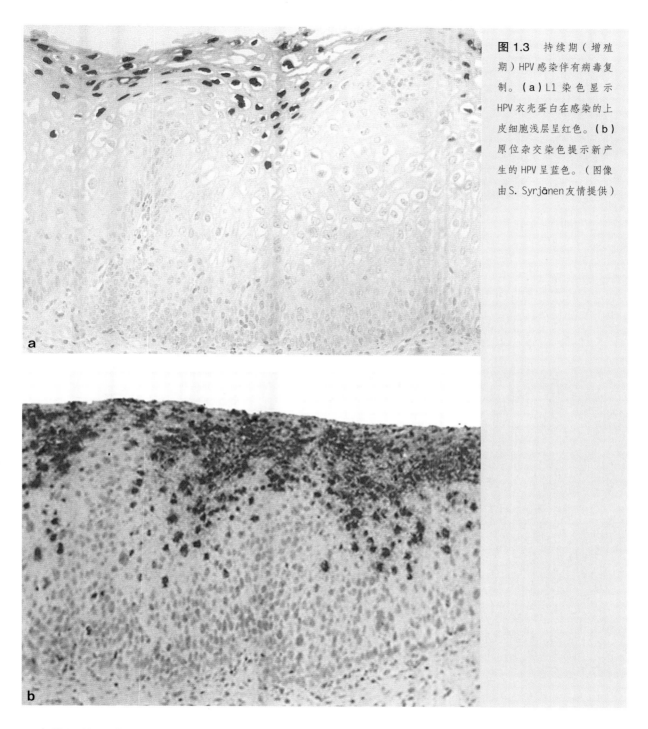

图 1.3　持续期（增殖期）HPV 感染伴有病毒复制。（a）L1 染色显示 HPV 衣壳蛋白在感染的上皮细胞浅层呈红色。（b）原位杂交染色提示新产生的 HPV 呈蓝色。（图像由 S. Syrjänen 友情提供）

不成熟的化生鳞状上皮逐渐变成熟（图 1.7）。宫颈表面不同区域的鳞状上皮化生（成熟或者不成熟）可以同步或不同步。如果同时存在 HPV 感染，HPV 通常不会影响整个化生上皮。在持续（增殖性）感染阶段中，病毒复制一般

也被限定在一定的区域内（图 1.8）。

HSIL 可以直接起源于化生上皮，不经过 LSIL 阶段。非典型细胞多同时出现在整个化生上皮的基底部，而不是来源于初始病灶中的某个细胞（图 1.9a、b）。

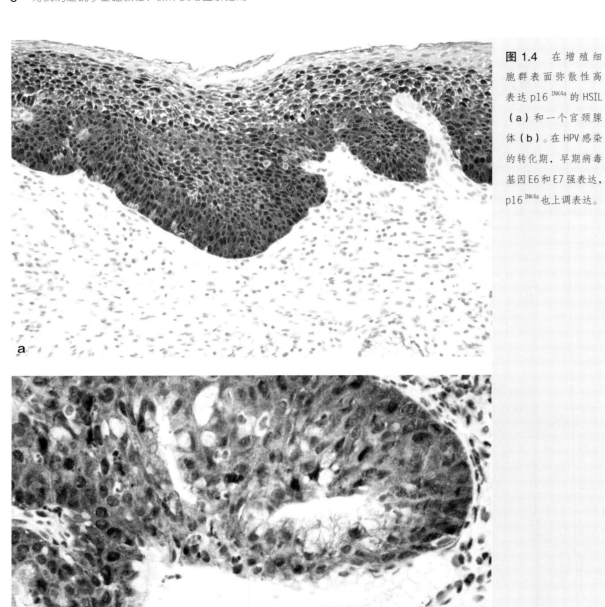

图 1.4 在增殖细胞群表面弥散性高表达 p16 ^{INK4a} 的 HSIL（a）和一个宫颈腺体（b）。在 HPV 感染的转化期，早期病毒基因 E6 和 E7 强表达，p16 ^{INK4a} 也上调表达。

化生上皮和上皮内瘤变经常可在同一宫颈的不同区域共存，但它们之间有清晰的边界。当感染不同种类的 HPV 后，上皮内瘤变在不同区域外观不同，但其边缘一定是锐利清晰的（图 1.10）。在这些病例中，整个病变成为一个由多个不同的原发病灶组合在一起的马赛克拼图。SIL 病灶仍然保留在它的原始区域内，不会因为活跃的表面播散而增大。它通过募集或者添加了不同外观的新区域来完成生长、扩大和播散过程。

SIL 在宫颈上皮的不同部位同步或者不同步的发展，这对于了解宫颈癌的发病机制起着

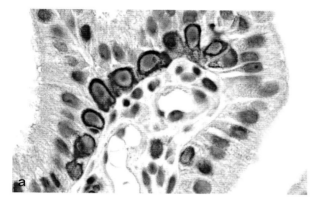
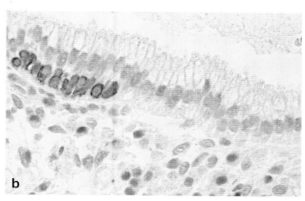
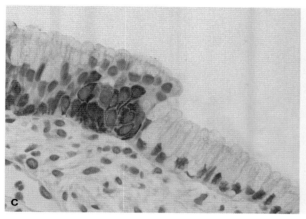

图 1.5 柱状上皮下的储备细胞可以作为柱状上皮鳞状化生的早期特征（a，b）。可见，界限清晰且增殖初期的柱状上皮下的储备细胞（c）（角蛋白 17 染色）。

至关重要的作用，因为发生侵袭的可能性随着病变表面积的增加而增加，即浸润癌的可能性与整个病灶的总面积直接相关。同时，这种从大病灶的基底部发生的侵袭可以是单病灶或者多灶性的，当一个小灶性细胞团穿透宫颈基质后，则称为早期间质浸润。

1.3.2 来源于原始鳞状上皮的宫颈鳞癌的形态发生学

有一小部分 SIL 在宫颈的原始鳞状上皮内发生，即发生于转化区以外。它不是由于 SIL 从原始鳞柱交界到阴道的活跃播散，而是由于转化区以外的原始鳞状上皮的基底层或副基底层细胞过度增殖而形成的孤立病灶。

1.3.3 宫颈腺癌的形态发生学

宫颈腺癌来源于原位腺癌，后者是非浸润性病变，但却具有高度非典型性的柱状上皮。临床上未见有低级别的腺上皮病变与 LSIL 对

应。原位腺癌常常发生于转化区，而且多与 HSIL 病变相关。与 SIL 相似，正常柱状上皮与非典型柱状上皮之间的交界常常是突然的（图 1.11，1.12）。从上皮表面到腺体隐窝都被卷入了原位腺癌的发生。与 SIL 类似，原位腺癌的浸润过程也是从转化上皮的基底部开始，通过小灶样细胞团直接穿透宫颈基质而实现的。

1.4 HPV 疫苗

当 HPV 被证明为宫颈癌的发病原因时，对宫颈癌疫苗的研究就如火如荼地开展起来了。预防性疫苗是利用基因重组技术使病毒样颗粒表达一种 HPV 的大衣壳蛋白 L1。这种病毒样颗粒具有与天然 HPV 相似的结构，并且能产生与之发生交叉反应的抗体。高水平的血清抗体滴度可以使得抗体渗出到阴道

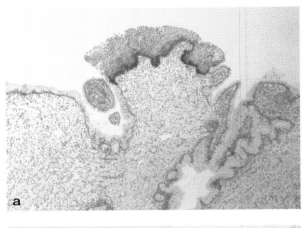
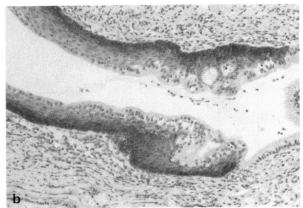
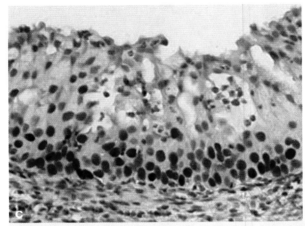

图 1.6　在宫颈表面和腺隐窝可见不成熟的化生鳞状上皮。虽然结构已显示为鳞状上皮，但是柱状细胞仍然存在（a，b：细胞角蛋白 17 染色）。可见 p63 阳性的柱状上皮下的储备细胞增生（c：p63 染色）。（d）右边新形成的化生鳞状上皮与左边相邻的成熟鳞状上皮之间界限清晰（d：P63 染色）。

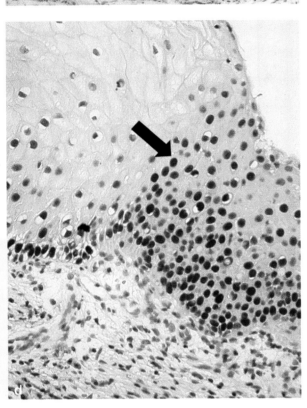

分泌物中。

　　现在有两种规格的疫苗，一种是四价的，一种是两价的，分别于 2001 年和 2004 年完全进入临床试验阶段。一项 FUTURE 研究评估了四价疫苗是否可有效预防与 HPV6、11、16 和 18 型感染相关的生殖道疾病。最初共有 5455 名年龄在 16~24 岁的女性接受了 HPV 疫苗或安慰剂，然后对其生殖器疣、外阴或阴道上皮内病变（VIN/VAIN）、宫颈癌及 CIN、

AIS（原位腺癌）及与 HPV6、11、16 或 18 感染相关的恶性肿瘤发病率进行了评估。一项针对没有 HPV 感染证据的易感女性（即均经病毒学证明没有 HPV 感染）接种 HPV 疫苗后 3 年内的初步分析显示，该疫苗对上述观察指标的共同预防效力可达 100%，表明该疫苗能显著降低年轻女性由于 HPV 感染引起的生殖道疾病的发病率。在随后 42 个月的观察随访中发现，该疫苗预防与 HPV 型别相关的

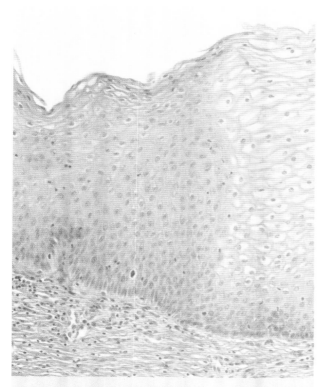

图 1.7　成熟的化生鳞状上皮在左边，正常的鳞状上皮在右边，它们之间有一个明显的分界线（HE 染色）。

疾病的有效性在 CIN I 时为 96%，对 VIN I 和 VAIN I 均为 100%，对于湿疣则为 99%。在进一步的 II 期实验中（即 FUTURE II 研究），

共选择了 12 167 名女性随机评估是否存在 CIN II ～ III、AIS 及与 HPV 16/18 相关的宫颈癌。经过 3 年的随访证实，该疫苗在这些易感人群中的主要预防效力达到 99%。

在一项针对年轻人抗癌的乳头瘤病毒试验（PATRICIA 研究）中，共选取了超过 18 000 名年龄在 15~25 岁之间的健康女性，其终身性伴侣均少于 6 个，无论其是否感染 HPV DNA。这些女性被随机分组，一组接受二价 HPV 16/18 疫苗，另一组接受甲型肝炎疫苗进行对照。研究结果表明，此类疫苗预防 CIN II + 的最终免疫效果与患者基础的 HPV 16/18 感染状态相关。经过平均 35 个月的随访后，初步认定该疫苗预防 HPV 16/18 引起的 CIN II + 的有效性为 93%，对 HPV 类型与宫颈癌种类的相关性分析中的可靠性为 98%；而在研究的最后指出，该疫苗对于预防所有 CIN III + 的有效率为 93%，而对预防 HPV 16/18 感染引起的 CIN III + 的有效性可达 100%。

四价疫苗（Gardasil，默克）和二价疫苗（Cervarix，葛兰素史克）分别于 2006 年和 2009 年经美国食品与药物管理局（FDA）批准用于临床。在许多国家 HPV 疫苗已纳入免

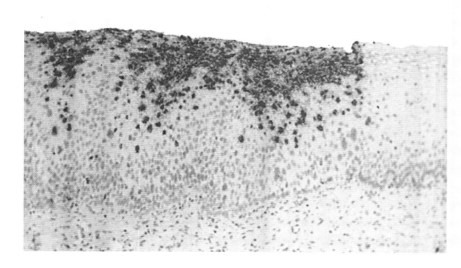

图 1.8　宫颈鳞状上皮内的 HPV 增殖性感染区（生产区）。注意左边的病毒复制区与右边的无病毒复制区之间的清晰边界（原位杂交方法）。（图像由美国 syrjänen 友情提供）

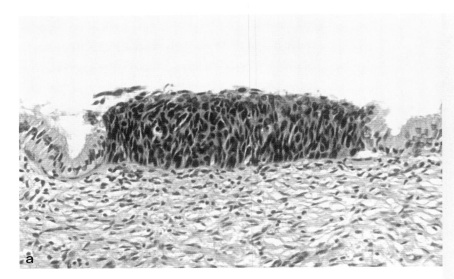

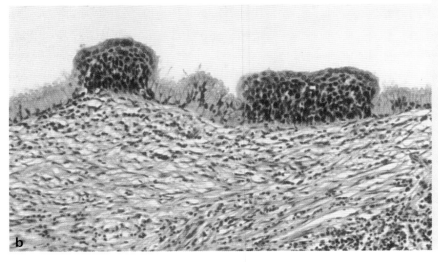

图 1.9　高级别鳞状上皮内病变起源于化生过程的起始部。（a）非典型细胞从柱状上皮白色区域的整个基底部同时产生，而不是从某个初始病灶的单个细胞中产生。（b）两个重度异型的小灶性病变表面覆盖柱状细胞。尚无上皮细胞向外扩散（HE 染色）。

疫接种计划，并被推荐使用，包括发展中国家。在发展中国家，宫颈癌往往是一个更大的公共健康问题。2015 年，一项针对九价疫苗的试验结果（默克公司生产的宫颈癌九价疫苗加德西）获得公布，现在这种疫苗已经在全球都能买到了。

　　HPV 疫苗接种的主要目标人群是没有性行为的青春期少女。对于接近性活跃期的女性来说也具有明显的疫苗保护效力，所以对这部分人群接种疫苗也会带来益处。此外，疫苗还可以降低因 HPV 相关病变手术治疗后的女性（如宫颈锥切术后）疾病进展和复发风险，使得这部分女性受益。这两种疫苗对于免疫功能低下的个体来说效果均较差，且任何一种预防性疫苗都没有治疗作用。

　　PATRICIA 与 FUTURE 是里程碑式的研究。2007 年，澳大利亚是首批将女孩和年轻女性接种 HPV 四价疫苗作为国家资助项目的国家之一。2011 年国家监测数据的审计显示，接种疫苗期间年轻女性患生殖器疣的比例大幅度下降，异性恋的男性患生殖器疣的比例也在下降，这可能是群体免疫的结果。结果表明，HPV 疫苗在试验环境之外也非常有效，应该大力支持它们的广泛应用。

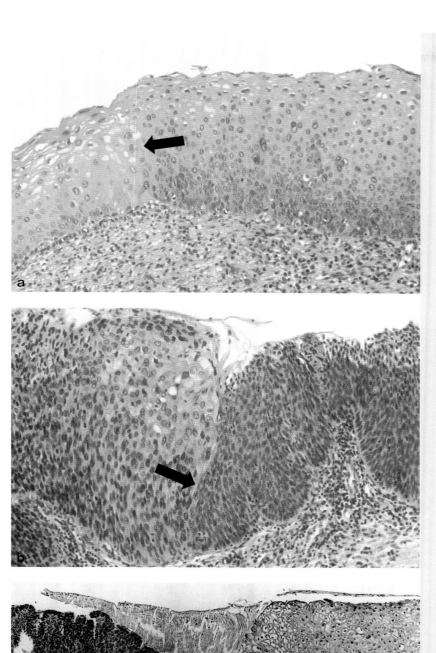

图 1.10 不同区域的 SIL 具有清晰的边界。（a）存在 HPV 感染的鳞状上皮（左侧）和轻度异型性的鳞状上皮（LSIL）（右侧）之间的界限。（b）两个不同区域 HSIL 之间的界限，该界限用箭头表示（HE 染色）。（c）HSIL 旁边有一个典型的湿疣，伴有高大的基质乳头和明显的挖空细胞。

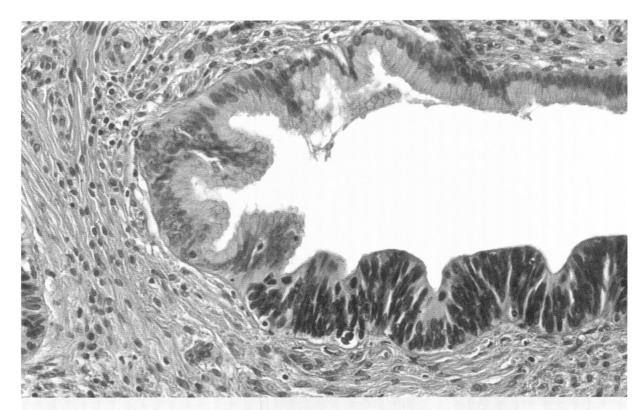

图 1.11　原位腺癌。与 SIL 相同，在非典型和正常的柱状上皮之间的界限是锐利清晰的（HE 染色）。

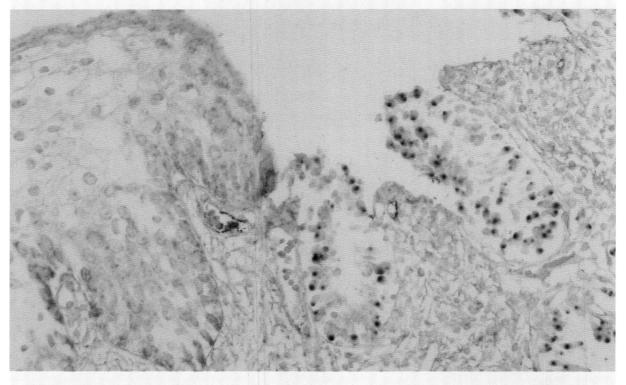

图 1.12　位于鳞柱交界处的原位腺癌，HPV 18 染色阳性，鳞状上皮为阴性。酪胺放大的原位杂交。（图像由美国 syrjänen 友情提供）。

参考文献

Ali H, Donovan B, Wand H, et al. Genital warts in young Australians five years into national human papillomavirus vaccination programme: national surveillance data. BMJ 2013;346:f2032

Dürst M, Gissmann L, Ikenberg H, zur Hausen H. A papillomavirus DNA from a cervical carcinoma and its prevalence in cancer biopsy samples from different geographic regions. Proc Natl Acad Sci U S A 1983;80:3812–3815

FUTURE II Study Group. Quadrivalent vaccine against human papillomavirus to prevent high-grade cervical lesions. N Engl J Med 2007;356:1915–1927

Garland SM, Hernandez-Avila M, Wheeler CM, et al. Females United to Unilaterally Reduce Endo/Ectocervical Disease (FUTURE) I Investigators. Quadrivalent vaccine against human papillomavirus to prevent anogenital diseases. N Engl J Med 2007;356: 1928–1943

Joura EA, Garland SM, Paavonen J, et al. FUTURE I and II Study Group. Effect of the human papillomavirus (HPV) quadrivalent vaccine in a subgroup of women with cervical and vulvar disease: retrospective pooled analysis of trial data. BMJ 2012;344:e1401

Joura EA, Giuliano AR, Iversen OE, et al. Broad Spectrum HPV Vaccine Study. A 9-valent HPV vaccine against infection and intraepithelial neoplasia in women. N Engl J Med 2015;372(8):711–723

Lehtinen M, Paavonen J, Wheeler CM, et al. HPV PATRICIA Study Group. Overall efficacy of HPV-16/18 AS04-adjuvanted vaccine against grade 3 or greater cervical intraepithelial neoplasia: 4-year end-of-study analysis of the randomised, double-blind PATRICIA trial. Lancet Oncol 2012;13:89–99

Paavonen J, Naud P, Salmerón J, et al. HPV PATRICIA Study Group. Efficacy of human papillomavirus (HPV)-16/18 AS04-adjuvanted vaccine against cervical infection and precancer caused by oncogenic HPV types (PATRICIA): final analysis of a double-blind, randomised study in young women. Lancet 2009;374:301–314

Reich O, Regauer S. Thin HSIL of the cervix: detecting a variant of high-grade squamous intraepithelial lesions with a p16INK4a antibody. Int J Gynecol Pathol 2016 (in press)

Ronco G, Dillner J, Elfström KM, et al. International HPV screening working group. Efficacy of HPV-based screening for prevention of invasive cervical cancer: follow-up of four European randomised controlled trials. Lancet 2014;383(9916):524–532

Schiffman M, Castle PE, Jeronimo J, Rodriguez AC, Wacholder S. Human papillomavirus and cervical cancer. Lancet 2007;370:890–907

Schiffman M, Solomon D. Clinical practice. Cervical-cancer screening with human papillomavirus and cytologic cotesting. N Engl J Med 2013;369:2324–2331

zur Hausen H. Condylomata acuminata and human genital cancer. Cancer Res 1976;36 (2, pt 2):794

第 2 章
阴道镜的作用

阴道镜检查是一种通过充分照明及局部放大对下生殖道上皮进行可视化评估的诊查手段。检查中需要应用到醋酸和卢戈碘液（用于Schiller 试验）。阴道镜检查的目的旨在识别宫颈、阴道、外阴和肛周区域的癌前病变（即上皮内病变）并指导治疗方案的制订。在世界范围内，有不同的阴道镜检查设备，具有不同的适应证。同时，阴道镜检查既能够避免过度治疗，又能够保证患者获得更好的预后，所以阴道镜的用途越来越广泛。

2.1 常规阴道镜检查

我们把宫颈的阴道镜检查看作是妇科检查的一个组成部分。这种方法使检查者可以更好地观察到不同年龄女性宫颈病变发展的动态过程，同时可以使检查者积累越来越多的评估经验和信心。所有的宫颈病变，无论是炎症、湿疣、息肉、原位癌还是浸润癌，在充足的光照源照射和局部放大后都可以得到更好的观察。在检查过程中，阴道镜能快速、准确地捕捉到可见病变。很多人认为，阴道镜检查不应该作为一种筛查方法，因为单独使用它来发现癌前病变的概率很低，但如果同常规的细胞学检查联合使用则癌前病变的检出会变得容易。二者联合筛查的准确性可以由阴道镜下的宫颈可疑部位活检的病理结果来证实。我们认为，这种联合筛查模式优于只用阴道镜来检查细胞学异常的病例，因为阴道镜可以发现细胞学漏诊的病变。与细胞学不同，阴道镜检查可以定位可疑病变。如果细胞学结果阳性，但宫颈表面和阴道检查均正常，则应高度怀疑是宫颈管病变。这样，根据细胞学结果就可以选择哪些患者需进行活检。此外，还可以直接在阴道镜下指导细胞学涂片，可以用艾尔刮板直接刮取宫颈可疑病变，或者当宫颈表面无异常时直接对宫颈管组织进行采样。毫无疑问，在阴道镜检查下取材可以提高细胞学检查的质量。另外，接下来几年对患者进行随访也是有益的。

2.2 阴道镜对异常宫颈巴氏涂片的评估

在许多国家，阴道镜检查主要用于评估女性异常的巴氏涂片结果。大多数国家应用Bethesda 命名法为宫颈细胞学结果命名（表2.1）。在此背景下，阴道镜检查的目的是识别和定位那些细胞学结果异常的可疑病变。一项荟萃分析显示，阴道镜对高级别鳞状上皮内病变（HSIL）的敏感性为 96%，特异性为 48%。表 2.2 显示了 2014 年 WHO 用于宫颈上皮内病变的组织病理学术语。

阴道镜检查不能替代组织学评价，临床上应对任何异常区域病变最严重的部位进行活检。

2.3 阴道镜对 HPV 阳性患者的评估

对于 HSIL 的诊断，检测高危型 HPV 比细胞学检查更敏感。随着高危型 HPV 感染与HSIL 和宫颈癌之间的相关性加强，HPV 检测已成为细胞学异常女性临床管理的一个重要组成部分。此外，对治疗后患者进行 HPV 检测是判断复发的准确预测指标，比重复性细胞学检查更敏感。

HPV 检测的局限性在于，即使高危型HPV（HR-HPV）检查结果呈阳性，其潜在发生 HSIL 或宫颈癌的风险也很低。与单纯检测HR-HPV 相比，p16^{INK4a}基因 / Ki-67 双染可以在保证宫颈 HSIL 和原位腺癌诊断敏感性的基础上，增加检测的特异性。大多数专家认为，应该积极为 HR-HPV 及 p16^{INK4a}/ Ki-67 均阳性的女性进行阴道镜检查来确诊或排除病变。

据可靠证据表明，HPV 检测对 30 岁以上女性的初筛是有利的，所以 HPV 筛查可用来提高或取代细胞学筛检。这个趋势很可能会蔓延到世界各地，我们将会看到大量 HR-HPV 阳性的女性转诊阴道镜来评估宫颈情况。

对于宫颈细胞学结果为低级别病变的女性来说，如果阴道镜结果正常往往与具有较高的阴性预测值，即便同时存在 HPV 感染的也是如此。

2.4 阴道镜对妊娠期异常细胞学结果的评估

阴道镜检查在孕期是安全的，目的是除外宫颈浸润癌。大量数据表明，对巴氏涂片结果异常的孕妇进行期待治疗（即延迟治疗，直至妊娠结束）是安全的。

2.5 阴道镜对宫颈病变治疗前的评估

阴道镜检查应在上皮内病变接受治疗前进行，以排除浸润癌并确定病变的范围。另外，阴道镜检查有助于确定宫颈锥切的范围和减少年轻患者被过度切除的风险。

2.6 阴道镜在经济欠发达地区的"即筛即治"模式中的应用

在宫颈癌死亡率较高的发展中国家，宫颈癌筛查的新方法正在探索中。这些方法包括对女性进行 HR-HPV 检测，和对于 HPV 阳性的女性连续多次的阴道镜检查，一旦发现病变立即治疗。

表 2.1　2014 年子宫颈细胞学 Bethesda 报告系统

标本类型

标明传统涂片（巴氏涂片）/ 液基涂片 / 其他类别

标本满意度评估

●标本评估满意（注明有无宫颈管 / 转化区成分及其他任何质量指标，如部分血液遮盖、炎症等）

●标本评估不满意（注明原因）

标本拒收 / 未制片（注明原因）

标本已制片并阅片，但对上皮异常判读不满意，因为（注明原因）

总体分类（可选，是否报告自行决定）

●无上皮内病变或恶性病变

●其他：见判读意见 / 结果（例如：≥ 45 岁妇女查见子宫内膜细胞）

●上皮细胞异常：见判读意见 / 结果（最好注明"鳞状上皮"或"腺上皮"）

判读意见 / 结果

未见上皮内病变或恶性病变

（若无瘤变的细胞学证据，需在报告单上的"总体分类"栏和 / 或"判读意见 / 结果"栏中注明，不管有无病原体或其他非瘤样改变）

（待续）

表 2.1 2014 年子宫颈细胞学 Bethesda 报告系统（续）

非瘤样改变（报告中可选，并未列出所有项目）

● 非瘤样细胞学变化

鳞状化生

角化改变

输卵管化生

萎缩

妊娠相关改变

● 反应性细胞学改变，伴发于：

炎症（包括典型修复）

淋巴细胞性（滤泡性）宫颈炎

放射治疗

宫内节育器 (IUD)

● 子宫切除后是否有腺细胞

病原体

● 滴虫

● 真菌，形态学符合白色念珠菌

● 菌群失调，提示细菌性阴道病

● 细胞形态学符合放线菌

● 细胞学改变符合单纯疱疹病毒

● 细胞学改变符合巨细胞病毒

其他

● 子宫内膜细胞（≥ 45 岁妇女）（如"无鳞状上皮内病变"需注明）

上皮细胞异常

鳞状细胞

● 非典型鳞状细胞（ASC）

意义不明确 (ASC–US)

不除外 HSIL（ASC–H）

● 低级别鳞状上皮内病变 (LSIL)（包括：HPV/ 轻度异型增生 /CIN 1）

● 高级别鳞状上皮内病变 (HSIL)（包括：中度及重度异型增生；原位癌；CIN 2 及 CIN 3）

（待续）

表 2.1　2014 年子宫颈细胞学 Bethesda 报告系统（续）

伴有可疑浸润的特征（若有可疑浸润）

● 鳞状细胞癌

腺细胞

● 非典型

　子宫颈管细胞（非特指，如有特殊需注明）

　子宫内膜细胞（非特指，如有特殊需注明）

　腺细胞（非特指，如有特殊需注明）

● 非典型

　子宫颈管细胞，倾向于瘤变

　腺细胞，倾向于瘤变

● 子宫颈管原位腺癌

● 腺癌

　子宫颈管型

　子宫内膜型

　子宫外型

　非特指型（NOS）

其他恶性肿瘤（需注明）

辅助性检测

在报告中应简要说明检测方法和检测结果，以使临床容易理解

临床细胞学的计算机辅助阅片

若使用自动仪器检测，需注明仪器类型和检测结果

细胞学报告内容后面附加的教育性注释及建议（可选）

建议要准确并符合专业机构出版的临床随访指南（可包括相关的参考文献）

表 2.2　子宫颈鳞状上皮和腺上皮癌前病变的术语

旧的分类	WHO 2003 年分类	WHO 2014 年分类
轻度非典型增生	宫颈上皮内瘤变 1 级	低级别鳞状上皮内病变
中度非典型增生	宫颈上皮内瘤变 2 级	高级别鳞状上皮内病变
重度非典型增生 / 原位癌	宫颈上皮内瘤变 3 级	
宫颈内膜腺体非典型增生	原位腺癌	原位腺癌 (同义词：高级别宫颈腺上皮内瘤变 [HG-CGIN])

参考文献

Bosgraaf RP, Mast PP, Struik-van der Zanden PH, Bulten J, Massuger LF, Bekkers RL. Overtreatment in a see-and-treat approach to cervical intraepithelial lesions. Obstet Gynecol 2013;121(6):1209–1216

Cantor SB, Cárdenas-Turanzas M, Cox DD, et al. Accuracy of colposcopy in the diagnostic setting compared with the screening setting. Obstet Gynecol 2008;111:7–14

Deodhar K, Sankaranarayanan R, Jayant K, et al. Accuracy of concurrent visual and cytology screening in detecting cervical cancer precursors in rural India. Int J Cancer 2012;131(6):E954–E962

Gage JC, Hanson VW, Abbey K, et al; ASCUS LSIL Triage Study (ALTS) Group. Number of cervical biopsies and sensitivity of colposcopy. Obstet Gynecol 2006;108(2):264–272

International Federation of Cervical Pathology and Colposcopy. www.ifcpc.org/en/education

Kelly RS, Walker P, Kitchener H, Moss SM. Incidence of cervical intraepithelial neoplasia grade 2 or worse in colposcopy-negative/human papillomavirus-positive women with low-grade cytological abnormalities. BJOG 2012;119:20–25

Kurman RJ, Carcangiu ML, Herrington S, Young RH. WHO Classification of Tumours of Female Reproductive Organs. Lyon: IARC press; 2014

Kyrgiou M, Tsoumpou I, Vrekoussis T, et al. The up-to-date evidence on colposcopy practice and treatment of cervical intraepithelial neoplasia: the Cochrane colposcopy & cervical cytopathology collaborative group (C5 group) approach. Cancer Treat Rev 2006;32(7):516–523

Leeson SC, Alibegashvili T, Arbyn M, et al. The future role for colposcopy in Europe. J Low Genit Tract Dis 2014;18(1):70–78

Mitchell MF, Schottenfeld D, Tortolero-Luna G, Cantor SB, Richards-Kortum R. Colposcopy for the diagnosis of squamous intraepithelial lesions: a meta-analysis. Obstet Gynecol 1998;91(4):626–631

Nayar R, Wilbur DC. The Bethesda System for Reporting Cervical Cytology. Cham: Springer; 2015

Petry KU, Schmidt D, Scherbring S, et al. Triaging Pap cytology negative, HPV positive cervical cancer screening results with p16/Ki-67 Dual-stained cytology. Gynecol Oncol 2011;121(3):505–509

Tatti S, Bornstein J, Prendiville W. Colposcopy: a global perspective: introduction of the new IFCPC colposcopy terminology. Obstet Gynecol Clin North Am 2013;40(2):235–250

Underwood M, Arbyn M, Parry-Smith W, et al. Accuracy of colposcopy-directed punch biopsies: a systematic review and meta-analysis. BJOG 2012;119(11):1293–1301

第 3 章

阴道镜设备与操作

3

现代阴道镜的放大倍数一般在 6~40 倍之间，通常放大 10 倍最适合日常检查需要，越高的放大倍数可以显示越微小的改变，但这对于阴道镜的准确诊断并非必要条件。阴道镜可以配备一个绿色的滤光镜用于过滤红光，这样可以使宫颈中的血管外观看起来颜色更深，从而增加辨识度。

阴道镜有多种安装方式。在日常使用中，将它连接到妇科检查椅的旋转臂上是非常实用的（图 3.1）。阴道镜在使用中可以很容易地通过手动在横向和纵向上调节。一个安装在移动支架上的阴道镜相对于检查台来说是独立的（图 3.2），它可以通过搭配可移动的旋转臂或可固定的刹车轮，来达到在检查台上安装了一台显示器的效果。将阴道镜安装在墙上或天花板上都使操作更方便，因为具有更灵活的可移动性。阴道镜的头部可以上下或左右倾斜，且通常不需要进行精细调节，因为当工作距离在 20~24cm 的范围内，很容易对焦清晰。

摄影器材和视频设备是阴道镜的重要辅助设备。在教学上，摄像机和视频设备也是必不可少的。视频阴道镜可以提高患者的满意度。近年来的新技术还提高了阴道镜对于癌前病变的检出率。

3.1 阴道镜设备

阴道镜检查需要很少的仪器设备。除了阴道镜本身外，还需要一个鸭嘴式窥阴器或 Breisky 式拉钩、解剖镊和棉球、稀释的醋酸和碘溶液，还有用于活检的器械（图 3.3）。一些阴道镜检查者还使用宫颈管窥器来提高对宫颈管内的检查效果（图 3.3）。

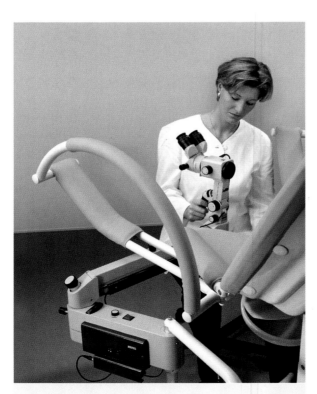

图 3.1　椅式阴道镜（卡尔·蔡司）

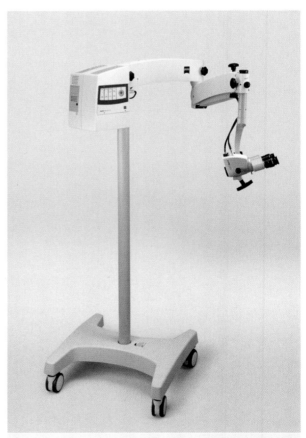

图 3.2　安装在底座和支架上的阴道镜（卡尔·蔡司）

3.1.1 窥器

鸭嘴式窥阴器（图 3.3）通常可以充分暴露宫颈，并且可以不需要助手的帮助独立操作。阴道窥器有多种不同的尺寸，临床上有时还需要使用阴道拉钩（Breisky 式）（图 3.3）来协助阴道镜检查，尤其当病变累及穹隆或阴道的时候。阴道窥器有一个缺点是其前叶常需要助手帮着固定。

3.1.2 解剖镊

长度 20cm 或者更长的解剖镊可以用来钳夹棉球（图 3.3）。它们比拉钩更实用，有时候这种镊子可以改善对宫颈管的检查效果。例如，对鳞柱交界（SCJ）的评估和对转化区类型的定义。

3.1.3 容器

通常将棉球放在一个碗里，可以很容易地用镊子取出。做醋酸试验（图 3.3）时，可以将棉球先用 3% 醋酸浸泡后再用镊子夹取。常将碘液（卢戈溶液）放在试管中，并置于架子上。同时还要备好卫生棉条，以便患者使用（图 3.12）。

3.2 活检器械

以下是几种用于组织活检的器械（图 3.3）。它们通常呈剪刀形，且长度介于 20~25cm 之间。各种尺寸的锐利刮勺可用来搔刮宫颈管组织，以获取临床宫颈浸润癌的组织学证据。一般来说，为了刮取到狭窄细长的宫颈管内组织，形态细长锐利的工具会比一个勺形圆钝的工具更实用。

3.2.1 宫颈钳

为了防止宫颈活检组织滑脱，并获得准确的定点活检，有时候固定宫颈是有必要的，而这可以用一个单齿宫颈钳轻松搞定（图 3.3）。宫颈息肉可以用息肉钳直接从局部取出(图 3.3)。

3.2.2 Chrobak 探针

Chrobak 探针（克罗巴克探针）（图 3.4）是一段细长的钢针上面顶着一个球形的头，它可以用于区分癌症、乳头瘤或者宫颈表面的扁

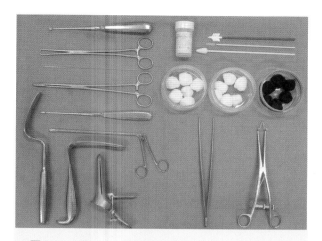

图 3.3　阴道镜检查所需器械（从左下开始顺时针方向）：阴道拉钩、阴道窥器、活检钳、刮匙、卵圆钳、探针、宫颈钳、锐利刮匙、液基薄层涂片使用的容器和三种细胞刷、醋酸试验和碘试验使用的棉球、宫颈扩张器和解剖镊。

平溃疡。当探查正常的组织或良性肿瘤时，探针会遇到弹性阻力；相反，当探针遇到恶性组织时会有柔软感，就如同遇到柔软的黄油。

3.3 阴道镜检查

阴道镜检查从给患者做好解释工作开始，可视系统有助于帮助更好地完成此步骤。先检查外阴和肛周区域，然后插入一个适当型号的阴道窥器，提前涂好润滑剂会更容易置入。进入阴道后观察有无阴道炎症及增多的阴道分泌物。接下来检查宫颈并擦干宫颈黏液，通常宫颈表面，特别是其上的血管，可直接在阴道镜下进行观察。宫颈细胞学涂片（巴氏涂片）可以用艾尔刮板、宫颈刷或棉签来完成。如果有必要，检测 HPV 病毒试验所需的标本也可以用适当的毛刷来获取，而若行液基细胞学检查则需用取物刷获取样品标本并将其转移到相应的容器中，

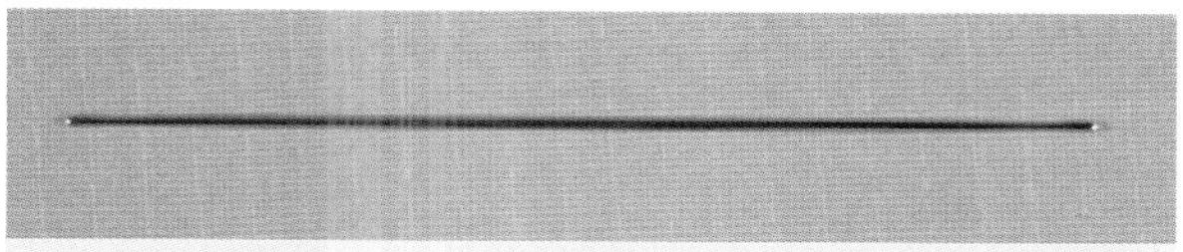

图 3.4　Chrobak 探针

细胞学、HPV 检测和其他分子检测都可用该细胞保存液完成。

有时患者的宫颈很难充分暴露，这可能发生在非常肥胖的女性身上，或者因阴道狭窄、变形及盆腔肿瘤、子宫肌瘤导致子宫变形时。遇到这些罕见的状况，只能在看不到宫颈全貌的情况下完成宫颈涂片操作。

醋酸试验和碘试验（Schiller 试验）均是阴道镜检查的组成部分，后面会详细介绍。在阴道镜检查结束后，要根据观察结果决定是否需要活检和在哪里活检。临床上通常的做法是，在阴道镜发现的主要病变处进行活检，而不是等待细胞学或 HPV 检测结果出来再活检。

3.3.1 醋酸试验

3% 醋酸溶液的应用在阴道镜检查与诊断中具有决定性的作用。缺少这个步骤，就不是一个完整的阴道镜检查。

干棉签清理阴道分泌物后，宫颈表面往往还是有一层黏液覆盖，特别是在异位上皮处。用醋酸清除宫颈黏液后可以提高阴道镜检查的效果，这尤其适用于柱状上皮异位后出现的葡萄状结构。然而所有的上皮病变都在涂抹醋酸后变得更加明显，颜色变化加剧，不同的结构变得更容易区分（图 3.5）。使用醋酸棉球时应注意最少持续接触 10 秒或更长时间，如有怀疑可重复醋酸试验。

异位上皮应用醋酸后颜色变化非常明显。强烈的深红色异位柱状上皮会变得苍白，显示出从粉色到白色的色调改变。同时，葡萄状结构会变得更加突出，因为柱状上皮纤毛肿胀和变大（图 3.6）。

在发生转变的上皮细胞内也能看到类似的

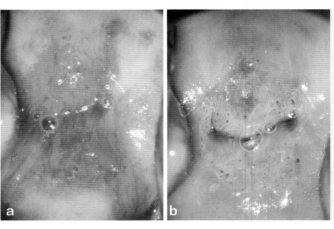

图 3.5 （a）使用醋酸前的正常转化区。其表面的细节被黏液掩盖。（b）使用 3% 醋酸除去黏液后，可见大量腺体开口。

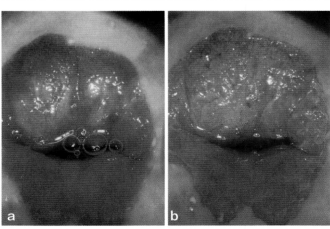

图 3.6 （a）宫颈外口周围有大片的深红色区域，其与正常鳞状上皮之间的边界锐利清晰。（b）应用 3% 醋酸后使覆盖在宫颈黏膜表面的柱状上皮出现葡萄状结构。注意：由于柱状上皮的肿胀使得先前呈深红色的区域明显变白。后唇邻近鳞状上皮的单个腺体开口此时已发生转化。

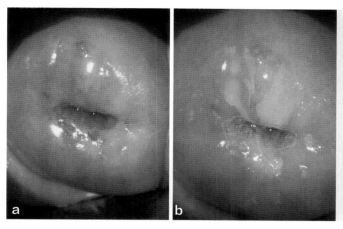

图 3.7 （a）宫颈外口有一个明显的红色区域，在后唇上有一个小的深红色区域。（b）应用 3% 醋酸后显示前唇上有几个界限分明的白色区域，在其附近有一些袖口状腺体开口。组织学结果提示为 HSIL（CIN 2）。后唇的深红色区域为柱状上皮，涂醋酸后可见其边缘有一个狭长的转化区。

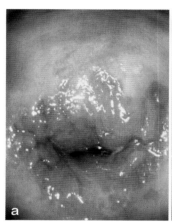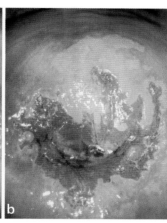

图 3.8 （a）在醋酸应用之前，转化区不明显。有经验的阴道镜医生会在转化区外的 12 点处发现早期病变。（b）HSIL（CIN 3）的白色和镶嵌是由醋酸引起的细胞肿胀引起的。

变化。醋酸引起的上皮细胞肿胀使得非典型上皮变白，且表面轮廓更清晰（图 3.7），同时镶嵌和点状血管也变得更加明显，还有红色区域和瘀点在醋白上皮的衬托下更清晰了（图 3.8）。

由于醋酸对病理上皮的作用不如异位柱状上皮那么快，故应用醋酸后出现的白色上皮不应与白斑混淆。

3.3.2 Schiller 试验（碘试验）

宫颈表面涂碘后能够迅速使含有糖原的上皮细胞产生强烈的染色（图 3.1），这使得碘试验在评估阴道镜结果中具有重要的辅助诊断作用。卢戈碘溶液由 Walter Schiller 在 1929 年首先应用于阴道镜的临床诊断中，因此被称为 Schiller 试验。虽然不是所有阴道镜检查者都使用碘，但碘试验对阴道镜的形态学评估非常有用。此外还需特别关注那些醋白上皮是如何对

复方碘溶液起反应的（表 3.1）。

1% 碘溶液由 2g 碘和 4g 碘化钾溶于 200mL 的蒸馏水中制成的。

碘试验是基于碘和糖原的相互作用。育龄女性的阴道上皮因为富含糖原而在吸收碘后迅速产生强烈的棕褐色，而不含糖原的上皮遇碘则呈现黄色（非棕色）（图 3.9）。这些区域被称为碘黄色(非正规叫法也称之为碘试验阴性)。

碘溶液染色后正常的富含糖原的宫颈鳞状上皮呈均匀的深棕色，通常这种上皮细胞可见于育龄期女性，它反映了体内的雌激素水平（图 3.10）。

一般来说，柱状上皮对碘不着色（图 3.10），而早期的化生鳞状上皮出现的碘试验着色也很浅（图 3.11）。此外，碘不着色还对评估宫颈的炎性病变有帮助，因为炎性组织内部血管丰

富伴毛细血管扩张，使其出现类似点状血管的表现。炎症反应的边界模糊，故不能对碘试验产生强烈的反应（图3.12）。

异常的宫颈上皮涂碘后着色晚，即使是很薄的不着色区。这是正常转化区和醋白上皮之间的重要区别。在整个阴道范围内，阴道镜下的正常鳞状上皮可以显示出从棕黄色到板栗棕之间不同程度的棕色（图3.13）。

阴道有时可呈现出斑点状的褐色外观，尤其在绝经后，此时体内的雌激素水平减退了。绝经后的宫颈和阴道涂碘后多被染成浅棕色至黄色（图3.14，6.7）。

正常转化区棕色的深浅取决于鳞状上皮的成熟度（即糖原含量）（图3.15）。在发育完全的转化区鳞状上皮被染成深棕色。这种情况下的转化区只能通过腺体开口和潴留囊肿来识别（图3.16）。深棕色的上皮区别于醋白上皮，这是由于化生上皮和不典型增生的上皮细胞几乎都是不含糖原的。

碘溶液遇到宫颈鳞状上皮内病变（SIL）的典型反应是呈现出一种特征性的赭石黄色（图3.16~3.20）。而对于一些患者，其转化区只有一部分被染黄（图3.20）。这些黄染的区域应作为可疑对象，而被仔细检查并考虑活检。

在阴道镜检查中，常规使用碘试验的医生常常会看到一个边界清晰的特征性淡黄染色区，如不涂碘则这个区域很容易漏掉。该区域（多不明显）被称为非可疑的碘染黄色区域，通常是由化生的鳞状上皮导致的（图3.9）。如果一个非可疑的碘染黄色区域的位置已经明确，在碘试验的效果基本消散后再行阴道镜检查，可以发现这个区域和正常鳞状上皮之间还是有一些微小的颜色差异的（图6.84）。

在碘试验的帮助下，不仅可以观察正常上皮与异常上皮之间颜色的细微差别，还能观察它们之间的边界情况。因为在阴道镜下，病变的边界会变得更明显（图3.8，6.142）。这也是目前能够显示上皮边界锐利度和清晰度的最好

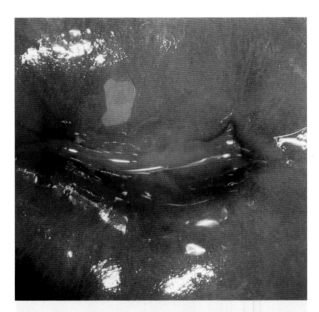

图3.9　原始鳞状上皮涂碘后显示出均匀的桃花木色。注意在宫颈11点处有一个边界锐利清晰的碘染黄色区域。

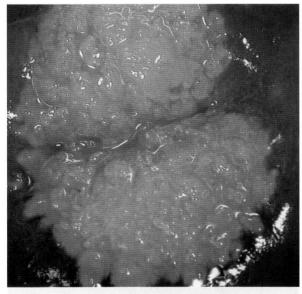

图3.10　异位的柱状上皮涂碘后不着色（碘试验阴性）。这里可见的轻微变色是由于有一层溶液薄膜罩在宫颈表面所致。原始鳞状上皮涂碘后呈特征性的深棕色。

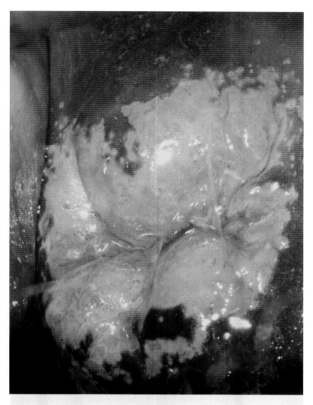

图 3.11　正常转化区碘不着色。注意与原始鳞状上皮的棕红色对比。

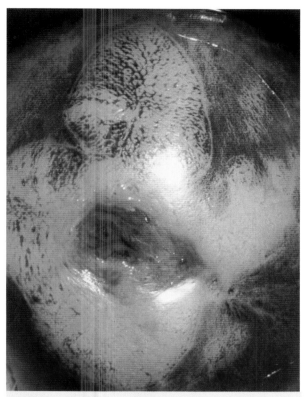

图 3.13　涂碘后转化区斑驳的碘染外观反映了化生上皮发育的不同阶段。

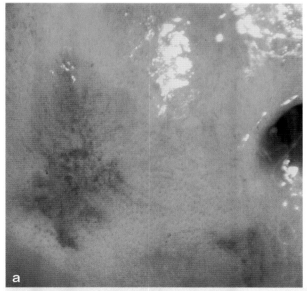

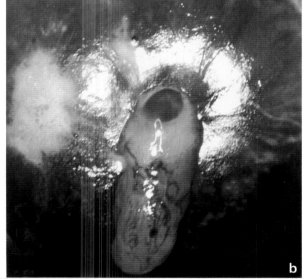

图 3.12　（a）位于宫颈外口侧面的红色炎症区域。（b）该区域涂碘后不着色，且与周围相邻的深棕色原始上皮之间界限不清。

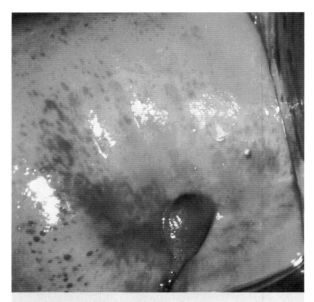

图 3.14　萎缩的上皮细胞涂碘后呈现出淡黄褐色，此图中的黑点至少有一些是由于皮下出血导致的。

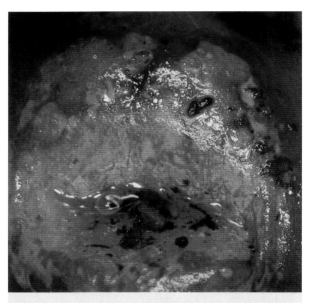

图 3.15　随着转化区上皮的推进，会根据化生上皮成熟度的不同而出现各种深浅不一的棕色。

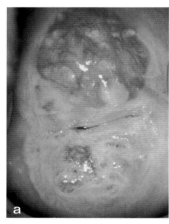
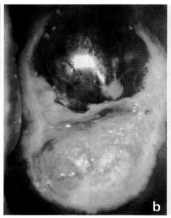

图 3.16　（a）转化区在宫颈前唇和后唇的不同表现。在前唇，鳞状上皮的衰退已超过潴留（纳氏）囊肿，且其上可见增粗的血管；后唇可见醋白上皮和腺体开口。（b）对碘试验的反应令人惊讶。覆盖潴留囊肿的上皮完全成熟且富含糖原，而在后唇的区域只有部分碘染或者完全没有碘着色，组织学符合与 HSIL（CIN 3）的改变。

方法。碘试验具有重要的诊断意义，因为如果不涂碘，边界不清的检查区域在阴道镜下几乎难以发现（图 3.10~3.13，3.15）。

3.4 异常阴道镜检查结果的治疗指征

异常或可疑的阴道镜检查结果需要在镜下直接对病灶进行活检来确诊。对宫颈疾病的治疗是基于组织学诊断，而不是仅仅依据阴道镜检查或细胞学检查结果，明白这一点很重要。细胞学检查仅显示是否上皮细胞具有不典型性，且细胞学结果并不一定能够准确预测组织学结果，同样 HPV 检测也只是一种有用的辅助手段。

3.4.1 良性阴道镜所见

异位

异位是指宫颈柱状上皮出现在宫颈外口。宫颈柱状上皮和鳞状上皮交界的边缘处称为鳞柱交界（SCJ）。面积较大的异位可以产生临床症状，如黏性分泌物增多及性交后接触性出血。引起临床症状和不适的异位是可以治疗的，尤

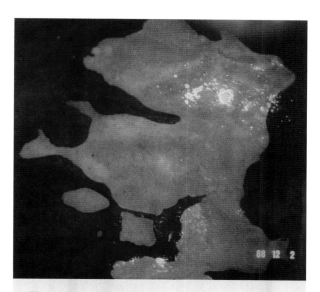

图 3.17　呈碘染黄色的非可疑区域。病变边界清楚，与周围组织在同一平面上。组织学结果提示为鳞状上皮化生。

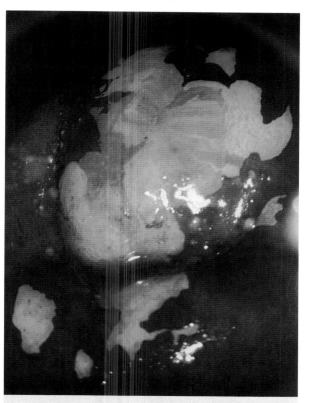

图 3.18　多个碘染黄色的非可疑区呈现出从黄色到棕色深浅不同的色调，分别对应于边界清晰的不同上皮区域。组织学结果提示为鳞状上皮细胞化生。

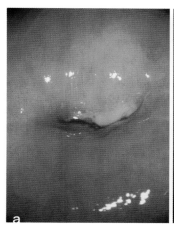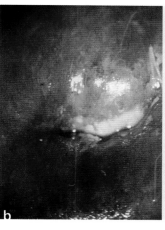

图 3.19　（a）应用 3% 醋酸后宫颈前唇外口处出现一个微小的、容易被忽视的白色区域。（b）涂碘后该区域呈现亮黄色。组织学结果显示为宫颈管的 HSIL（CIN 2）。

其对于那些已经生育过的女性来说。年轻女性常常因为口服避孕药，导致发生宫颈柱状上皮异位的面积比较大，如果这样就应该考虑换一种避孕方式。异位组织可以被消融破坏掉或做浅层的切除、热灼、冷冻或激光治疗。不论用

什么方法，最终的结果都是使宫颈表面被富含糖原的正常鳞状上皮细胞重新覆盖。在理想状态下，鳞柱交界位于宫颈外口处。此外，在治疗之前还需注意，必须通过细胞学、组织学或 HPV 检测等手段，来排除宫颈存在上皮内瘤变

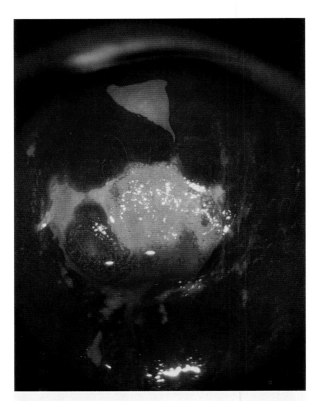

图 3.20 部分非典型转化区对碘的斑片状不着色，组织学提示为 HSIL（CIN 3）。在宫颈左侧的转化区内，可见一个小的疣状病灶区伴碘阳性点状血管。在 12 点处，还有一个孤立的非可疑的碘染黄色区域。

或浸润性疾病。

正常转化区

转化区本身是一个正常的阴道镜表现，不需要治疗。

具有白斑、点状血管和镶嵌的化生上皮

阴道镜下见到的白斑、点状血管和镶嵌应该通过 HPV 检测、细胞学检查和必要的活检来综合评估。如果结果正常，患者可以放心，这些患者不需要进一步的治疗或随访。阴道镜下化生上皮图像多趋于稳定，长期随访的结果表明，化生的宫颈外形或细胞学结果变化不大。

湿疣病变

许多药物和消融性治疗方法均可用于治疗湿疣病变。我们比较推荐激光治疗，在阴道镜指导下使用激光可使子宫颈、阴道和外阴的病变直接气化。乳头状湿疣和尖锐湿疣可以手术切除。乳头状病变和一些形态宽阔扁平的病灶，也可以用一个低能量的电切环来切除，这样病灶下面的组织不会被损伤。发生在乳头状病变附近的扁平湿疣也可在活检后用电切环或烧灼法去除。病变基底部的彻底去除（如电灼法）对于预防因残留导致的复发非常重要。

冷冻疗法也可以使用。已经观察到接受冷冻治疗的宫颈病灶周围的尖锐湿疣也会发生自发性脱落，这大概是由于冷冻诱导的机体免疫反应造成的。

扁平湿疣患者，应做活检以排除浸润癌。如果病灶表面特别粗糙，则可能向内生长，应增加治疗深度以防止复发。如果活检显示为非典型病变，则应视为上皮内瘤样病变处理。

对湿疣的药物治疗包括咪喹莫特和鬼臼毒素。为减少复发的风险，这些物质也用于手术切除后的辅助治疗。目前干扰素 - α 水凝胶或 5- 氟尿嘧啶已很少使用。

3.4.2 宫颈癌前病变（宫颈上皮内病变）的治疗

低级别鳞状上皮内病变（LSIL，CIN 1）可以且应该进行短期随访管理，因为这些病变是可以自愈的，特别是那些未被阴道镜明确诊断的病变。一个诊断明确且持续存在了 1~2 年的病变应被视为宫颈高级别病变来处理。治疗的目的是去除或破坏所有的非典型上皮细胞，治疗方案的制订应该建立在对宫颈病变准确判断的基础上。

以下是 SIL（CIN）的诊断参考依据：

• 组织学表现。病灶表面的宽度（包括延伸到宫颈管内的深度）。

• 侵入宫颈腺体的深度（隐窝）。

• 排除浸润癌。

目前的研究已经解决了医学治疗 CIN

（SIL）的问题。

诊断的先决条件

没有任何一种一线检查方法（包括细胞学、阴道镜检查，甚至定位活检术）能够完全准确地诊断宫颈 SIL（表 3.2）。阴道镜检查可以评估位于宫颈表面的病灶宽度，且要求病变局限于宫颈外口。宫颈窥器可以帮助看到宫颈管下段的情况，但当病变高于宫颈管上段时就超过了阴道镜的可视范围。就指导治疗来说，阴道镜评估宫颈上皮的诊断标准也不够准确。另外，当微小浸润癌能够被阴道镜识别时，需达到一定的大小，且必须位于宫颈外口，距离宫颈表面还不能太远。

阴道镜下活检的诊断准确率完全取决于取材的部位和大小，而这又是通过阴道镜检查来决定的。活检并不能发现全部的宫颈腺体受累或浸润情况。宫颈管搔刮的结果只在 SIL（或 CIN）病变侵及宫颈管时才有意义。通过活检技术，目前尚不能在那些破碎的活检标本中，总是做到完全肯定或完全排除浸润癌的发生，以及确定腺体受累的广度和深度。

对于明确诊断的高级别鳞状上皮内病变（HSIL），需要行锥切手术完整切除病变区域（电切环或冷刀锥切术），并在术后行严格的组织学检查。一些指南将青少年和年轻女性视为适用于 HSIL 保守治疗的特殊人群。

消融术治疗宫颈鳞状上皮内瘤变

在门诊进行消融术治疗宫颈病变对于患者、医生和付费者都是具有吸引力的，前提是他们必须了解这种治疗的局限性和一些宫颈病理学的相关知识。阴道镜被广泛应用于 SIL（CIN）的消融治疗，希望可以借助电热疗法、冷冻疗法或激光消融法等将病变更准确地清除。这样就可以减少冷刀锥切术的数量，而许多冷刀锥切手术是不具备适应证的。当然，彻底破坏所有异常上皮可以达到治愈目的，如果这一结果可以得到保证，那么任何消融方法均可以使用。但问题的关键在于，不可能确保所有的异常上皮都被彻底破坏掉。

如果病变主要位于宫颈外口，且整个鳞柱

表 3.1　碘试验的正常和异常反应

名称	染色	组织学改变
碘阳性	深棕色（桃花木色）	成熟的富含糖原的鳞状上皮
碘阴性	无染色	柱状上皮
		不成熟的化生上皮
		炎症
碘弱阳性	浅棕色	雌激素作用减弱（绝经期）
		处于化生期间的转化区
碘黄色	特征性的金丝雀黄到赭石黄	HSIL (CIN 2, CIN 3)
非可疑的碘黄色	黄色	化生鳞状上皮
		LSIL (CIN 1)
碘阳性伴镶嵌或点状血管	棕色，类棕色，斑点褐色	湿疣性阴道炎，湿疣病变

缩写：CIN，宫颈上皮内瘤变；HSIL，高级别鳞状上皮内病变；LSIL，低级别鳞状上皮内病变

表 3.2 评价宫颈上皮内瘤变的形态学方法

名称	细胞学	阴道镜	镜下活检	宫颈管搔刮	锥切术
组织学	+	—	+ +	+ +	+ + +
表面宽度	—	+	+	+	+ + +
腺体受累	—	+	+	+	+ + +
排除浸润	—	—	+	+	+ + +

交界区（SCJ）完全可见，则可以考虑宫颈消融性治疗。如果病变延伸进入宫颈管深部，可以肯定消融性治疗是无法破坏的。使深部腺体内有持续存在非典型增生的风险（图 3.21）。最终，微浸润癌可以来自腺体隐窝的基底部，它可以与宫颈表面的非典型上皮没有任何联系。这种侵袭性肿瘤可以从上皮下 5mm 的地方向宫颈基质内生长，也可以在你意想不到的地方长出来（图 3.22）。

病变向深部蔓延或侵袭的可能性与病变在表面的面积有关。一般来说，浸润只发生在表面范围较大的病变。与 HSIL 相比，病变累及腺体较少发生于 LSIL，因为 HSIL 更容易发生在宫颈腺体或隐窝内的化生鳞状上皮，而原始鳞状上皮区的腺体受累几乎是不可能的。

消融治疗法只有在符合以下标准时才能使用：

- 病变局限于 LSIL。
- 病变面积较小。
- 病变表面光滑。
- 病变只单纯位于宫颈口外。

整个 SCJ 必须可见。这里有一种误解，即定期随访保守治疗后的 SIL 将会检测到所有持续存在的病变或者复发的病变。实际上 SIL 可以持续存在于腺体内，它是一种发生于深部的微小浸润癌，与治疗后重建的宫颈表面没有任何联系。此时做细胞学检查或阴道镜检查对这些意外病灶没有意义，只有当浸润性病变突破宫颈表面时，这些病变才会显现。

宫颈浅表病变消融术后如随访三个月结果正常后再出现复发是罕见的，但是病变经过保守治疗后病变残留的情况并不少见，尤其是癌前病变的残留。因此，冷冻疗法已不再作为治疗 HSIL 的适宜方法。病变的复发率与其破坏深度成反比。通常病灶被破坏的组织量与病灶被充分切除时的组织量大致相当，但保守治疗只是破坏病变组织，同时无法进行组织病理学检查。

经保守治疗后的 SIL 再发生浸润或者死亡的病例虽有报道，但属罕见。有些医学专家仍然可以通过消融技术对宫颈表面病变进行治疗而取得良好效果，但是现在的消融疗法已基本让位于"遍地开花"的宫颈环切手术了。目前这些环切手术既可以在门诊进行，又能够提供良好的病理标本。

切除性治疗方式：宫颈环切术和宫颈锥切术

宫颈锥切术，不论是用电环还是冷刀切除，通常都既是诊断方法又是治疗过程。进一步的治疗取决于组织学检查的结果和病变是否被完全切净。如果锥切的技术不过关，可能导致不必要的并发症。宫颈锥切术后的后续治疗取决于锥切病灶的性质和锥切切缘的病变程度。

完全切除术

如果病变是单纯上皮内的，或是早期浸润

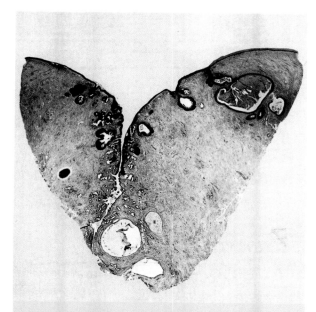

图 3.21　锥切标本。子宫颈的上下唇表面均被 HSIL（CIN 3）病灶覆盖。注意病变在正常鳞状上皮交界处的突变。HSIL 已深达宫颈腺体并延伸到宫颈管的下部。在图片右侧，深部腺体已受累，腺体已从宫颈表面向下延伸达 10mm。这种病变已无法用阴道镜来检查评估。

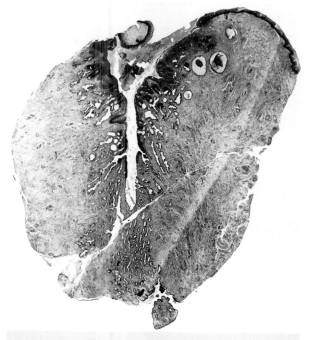

图 3.22　锥切标本。图片右侧的子宫颈表面有一个直径 2mm 的微小浸润癌，其表面和腺体都显示为 HSIL（CIN 3）。图片左侧的 CIN 病灶已延伸到切缘。

但无转移潜能的，只需要进一步做好密切的随诊就行。HPV 检测已越来越多地用于锥切术后的随访。

不完全切除术

　　如果病灶边缘已至少是 LSIL 则表示切除不完全，但这并不意味着主要病变有残留。在手术切除后电凝创面可能会破坏残余的上皮内瘤变，切缘可以非常接近病灶的边缘，小范围的残存非典型上皮可以在创面愈合过程中自然脱落。

　　进一步的处置取决于以下几个因素：

　　● 切缘是否干净（宫颈内口、宫颈外口或宫颈侧面）。

　　● 病灶的切缘到浸润性病变的距离。

　　● 随访 HPV 的状况。

　　● 是否有保留子宫的意愿。

宫颈外切缘不清楚的病例最容易管理。因

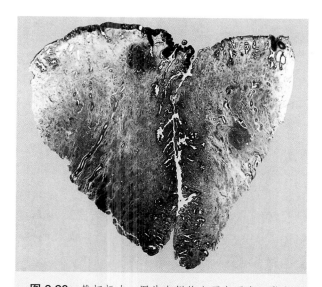

图 3.23　锥切标本。图片左侧的宫颈表面有一微小浸润癌，该病灶与宫颈表面上皮无连接。它的直径为 3mm，深度达 6mm，这种病变在组织学切片上可以用肉眼观察到。宫颈表面和腺隐窝内显示有原位癌（CIN 3，HSIL），其已延伸到图片左侧的宫颈外口。

为在这些患者中，阴道镜和细胞学检查能够可靠地检测到持续存在的异常（图6.113，6.114，6.116）。如果宫颈锥切的顶点切缘阳性，那么行保守治疗则更困难。在这种情况下，后续的细胞学检查应该辅以宫颈管搔刮术。最棘手的是宫颈间质切缘被累及，且病灶边缘接近或病变已累及腺体（图3.21，3.23）。在破坏性的治疗后，恶性细胞可隐藏在残存的腺体隐窝内或宫颈愈合后的上皮下。这些病例只有在发生浸润或穿透表面的情况下才能被细胞学或阴道镜检查发现。这也适用于靠近切缘的浸润性细胞团，同时在残留的宫颈上也有类似的病变。

子宫的去留必须权衡利弊。对于未能完全切除的浅表病变患者进行期待治疗的风险并不高，只需进行规范的定期随访即可。我们曾报道过HSIL经过冷刀锥切术后切缘阳性的患者390例，经过平均19年的观察随访后发现，她们中约78%的人始终健康无病，约22%的人出现持续的或复发的CIN 3。

重复的锥切术

锥切术后的残留病灶可进行重复锥切术以达到完全切除，前提是该处还留有足够的宫颈组织供切除。其技术要点与首次宫颈锥切术相同。

子宫切除术

目前适用消融方法作为首选治疗的SIL（CIN）通常也适用于子宫切除术。尤其是浸润性疾病不容忽视。宫颈癌患者如被误诊为上皮内瘤变而首选了全子宫切除术后的死亡率只能通过术前诊断不足来解释。然而，偶尔也有一些SIL患者是因为其他指征而切除子宫的（如异常子宫出血、有症状的子宫肌瘤等）。

首选子宫切除术应具备明确的指征。经阴道手术显示出更高的准确性，因为可以对宫颈在直视下涂碘染色（Schiller试验）后进行更精确的切除。经阴道子宫切除术后的复发率低于腹式子宫切除术。

SIL首选的药物治疗

局部使用咪喹莫特已用于HSIL的治疗。这是一个有应用前景的治疗方法，特别是对那些有生育要求的年轻女性和病变位于宫颈外口易被发现的患者来说。目前关于咪喹莫特和其他药物在SIL治疗中作用机制的研究正在进行中。

3.4.3 微小浸润癌的治疗

微小浸润癌的治疗（FIGO分期IA）和其定义一样一直存在争议，不论是对宫颈鳞癌还是腺癌来说。近几十年来的趋势是不再做过多的根治性手术。大多数病灶切缘阴性的患者可以仅仅行锥切手术治疗就足够了。目前争议仍然存在，尤其是针对淋巴结切除术和宫旁组织切除术的切除指征问题。临床棘手的是确定哪些患者真正需要更广泛的手术治疗（即淋巴结清扫术和宫旁组织切除术）。

淋巴间隙浸润和分化不良（融合的生长方式）是复发的危险因素，但考虑这些假想的危险因素在无复发的患者中也很常见，提示它们的特异性很低。这就支持了一个观点，即对微小浸润癌行根治性手术常常是过度治疗。

只有不到2%的这些患者死于癌症。显然，针对她们的治疗需要个体化。淋巴结切除术适用于那些血管被明显侵犯和存在低分化病变的患者，但宫旁组织的切除并非必要的。

3.4.4 随访

治疗后的随访包括阴道镜检查、细胞学检查和HPV检测。在治疗后6~24个月内检测高危HPV为阴性的女性，其患病风险与普通人相同。治疗后的复发率老年女性要高于年轻女性，这表明与年龄相关的免疫因素可能参与了宫颈癌前病变的恢复过程。然而大量的流行病学研究显示，有HSIL治疗史的女性发生宫颈浸润癌或者阴道癌的发病率与死亡率比普通人群要高出 2~3 倍，这表明有 HSIL 或 AIS 治疗史的女性需要进行严密的随访。

参考文献

Arbyn M, Kyrgiou M, Gondry J, Petry KU, Paraskevaidis E. Long term outcomes for women treated for cervical precancer. BMJ 2014;348:f7700

Batista CS, Atallah AN, Saconato H, da Silva EMK. 5-FU for genital warts in non-immuno-compromised individuals. Cochrane Database Syst Rev 2010;4(4):CD006562

Burghardt E, Girardi F, Lahousen M, Pickel H, Tamussino K. Microinvasive carcinoma of the uterine cervix (International Federation of Gynecology and Obstetrics stage IA). Cancer 1991;67(4):1037–1045

Chan BKS, Melnikow J, Slee CA, Arellanes R, Sawaya GF. Posttreatment human papillomavirus testing for recurrent cervical intraepithelial neoplasia: a systematic review. Am J Obstet Gynecol 2009;200(4):422.e1–422.e9

European Federation for Colposcopy and Pathology of the Lower Genital Tract. www.e-f-c.org

Ghaem-Maghami S, Sagi S, Majeed G, Soutter WP. Incomplete excision of cervical intraepithelial neoplasia and risk of treatment failure: a meta-analysis. Lancet Oncol 2007;8(11):985–993

Girardi F, Burghardt E, Pickel H. Small FIGO stage IB cervical cancer. Gynecol Oncol 1994;55(3, Pt 1):427–432

Grimm C, Polterauer S, Natter C, et al. Treatment of cervical intraepithelial neoplasia with topical imiquimod: a randomized controlled trial. Obstet Gynecol 2012;120(1):152–159

Kocken M, Helmerhorst TJ, Berkhof J, et al. Risk of recurrent high-grade cervical intraepithelial neoplasia after successful treatment: a long-term multi-cohort study. Lancet Oncol 2011;12(5):441–450

Manchanda R, Baldwin P, Crawford R, et al. Effect of margin status on cervical intraepithelial neoplasia recurrence following LLETZ in women over 50 years. BJOG 2008;115(10):1238–1242

Martin-Hirsch PP, Paraskevaidis E, Bryant A, Dickinson HO. Surgery for cervical intraepithelial neoplasia. Cochrane Database Syst Rev 2013;12(12):CD001318

Melnikow J, McGahan C, Sawaya GF, Ehlen T, Coldman A. Cervical intraepithelial neoplasia outcomes after treatment: long-term follow-up from the British Columbia Cohort Study. J Natl Cancer Inst 2009;101(10):721–728

Reich O, Lahousen M, Pickel H, Tamussino K, Winter R. Cervical intraepithelial neoplasia III: long-term follow-up after cold-knife conization with involved margins. Obstet Gynecol 2002;99(2):193–196

Reich O, Pickel H, Lahousen M, Tamussino K, Winter R. Cervical intraepithelial neoplasia III: long-term outcome after cold-knife conization with clear margins. Obstet Gynecol 2001;97(3):428–430

Reich O, Pickel H, Tamussino K, Winter R. Microinvasive carcinoma of the cervix: site of first focus of invasion. Obstet Gynecol 2001;97(6):890–892

Schiller W. Early diagnosis of carcinoma of the cervix. Surg Gynecol Obstet 1933;56:210–222

Strander B, Hällgren J, Sparén P. Effect of ageing on cervical or vaginal cancer in Swedish women previously treated for cervical intraepithelial neoplasia grade 3: population based cohort study of long term incidence and mortality. BMJ 2014;348:f7361

第 4 章
阴道镜的教学与培训

4

阴道镜本身是一个简单的工具，即使对于初学者来说掌握起来也不难。目镜可以单独调整，机身可以通过旋转臂在特定工作范围内的移动来进行聚焦。通常情况下不需要微调，放大10倍对于常规检查已经足够；高倍放大只在需要研究细节时才需要，较小的放大倍数可用于整个宫颈的成像。经阴道摄影技术可以直接拍摄高质量的图片，但必须保证子宫颈暴露良好，且照相机有聚焦功能。

虽然阴道镜的使用很简单，但是想熟练应用还需要先掌握阴道镜的相关概念和宫颈病理学的相关知识。初学者可以从教科书、图谱或者教学幻灯片中获得阴道镜的相关知识，这有助于日后与有经验的阴道镜老师共同合作，而这位阴道镜老师还可以演示并且讲解阴道镜检查的方法和结果。初学者做宫颈活检术前应先看演示，然后再实践操作。在培训课程中如遇到个人不懂的问题可以跟老师讨论，无论是在初级班还是高级班。

视频系统对阴道镜操作的教学很有帮助。视频能很好地显示宫颈在应用醋酸和涂碘后的动态变化，这也可以帮助患者更好地接受和完成此项检查。

技能的提高需要实践。建议对每一次的阴道窥器检查都使用阴道镜，这样做可以使医生将阴道镜变为一项例行的常规检查，而没必要再耗费额外的时间去练习。常规阴道镜检查促使初学者对各年龄段女性的宫颈良性变化有所认识，熟悉了良性变化可使人对非良性结果更加警惕。学习的顺序宜先从柱状上皮异位处开始，然后再研究转化区内千变万化的表现，相信这种方法有助于了解宫颈病变发展的动态过程。如果这些早期病变走错了转归方向，可导致日后发生宫颈非典型病变或瘤变。

某些阴道镜结果很容易被归类为良性病变或高度可疑恶性病变，但在良性和可疑病变之间还有很多相似的阴道镜表现，给诊断带来了挑战。这种情况也同样存在于细胞学检查中。阴道镜结果的可信度取决于检查者的技能和经验。对可疑结果进行活检是阴道镜学习内容的一部分，可以避免出现严重的错误。通过阴道镜结果和组织病理学结果的对照，医生将获得更多的经验与信心，进而减少不必要的活检次数。随着临床上细胞学检查和HPV检测的联合开展，发生阴道镜对重大异常漏诊的机会将大大减少。

近年来，国内和国际社会都在努力改进和规范阴道镜的培训内容。

4.1 欧洲的阴道镜培训

阴道镜检查在宫颈癌筛查中起着举足轻重的作用。它可以指导癌前病变的治疗，同时还可以避免不必要的干预。宫颈癌的普查可以挽救生命，但绝大多数女性的筛查结果是正常的，不会发展为宫颈癌。这就是筛查潜在的伤害。对所有宫颈异常的女性都进行治疗，虽可防止宫颈癌的发生，但必将付出巨大的经济代价。因此，阴道镜检查可以起到进一步选择患者的作用。

阴道镜的结果既取决于操作者的技术水平，又和检查时的临床环境有关。如前所述，本书的作者推荐阴道镜作为常规妇科检查的一部分，虽然这对于积累临床经验有好处，但并不适合所有的情况。另外，阴道镜结果是主观的，它与操作者所具备的解决问题的能力和临床经验有关。所以阴道镜操作者必须具备诊断和处理问题的技能，这就需要足够多的训练时间和充分的工作量来保证。

阴道镜检查的适应证在不同的国家有所不同，因为各个国家的卫生保健模式不同，但其核心目的是一样的，即积极检测和发现宫颈癌前病变并给予治疗，从而防止发展为浸润癌。国际宫颈病理与阴道镜联盟（IFCPC）和欧洲阴道镜联盟（EFC）已经认识到充分的培训是保证高质量阴道镜检查的关键。

4.1.1 发展中的欧洲阴道镜培训标准

建立全欧洲统一的培训标准的意义不言而喻，但实现这一目标却具有挑战性。部分原因是不同国家的医疗保健和医疗培训模式不同。EFC(欧洲阴道镜联盟)的优势在于它是由不同国家的红十字会组成的联盟，它们之间容易达成一致，而各个国家又可以主动根据其国情来决定是否采纳该标准或者加入此联盟。以下总结了 EFC 已经发展了多年的阴道镜培训标准。虽然培训计划中包含理论课程和实践课程，但阴道镜培训还需要学徒式的实践体验。此外，要成为阴道镜的专业人员除了需要具备一定的诊断能力外，还需要掌握一系列的专业技能。培训计划应包括以下几个方面。

临床能力的培养

培训计划中包括培训课程、培训流程和培训老师。EFC 确定的核心能力包括诊断性阴道镜的培训，在适当时候还应进行治疗性阴道镜的培训。这些核心课程的开发现已成为许多欧洲国家红十字会教学大纲的基础，包括西班牙、德国和英国等。

培训计划的重点是将理论知识转化为临床操作。EFC 建议学员在带教老师的督导下进行至少 150 例阴道镜检查。临床经验的积累来源于这些直接督导下完成的临床操作 50 例和间接督导下完成的 100 例。上述病例还要经过反复讨论和复审，并且尽可能在每次培训结束时进行反馈和总结。

标准化的学徒式方法避免了培训内容中出现冗余无关的项目过多的弊病。大多数学员在进入培训之前都已经具备了一定的相关基础知识，这样就不必再浪费时间去单独复习细胞学、组织学和病理学的相关内容。这种学习方法更具有现实意义，体现了真实的临床实践过程。

课程的"在职"性使培训更有效，因为所学知识都是结合实践得来的，而不单纯是书本知识。此外，日志中的教学大纲还明确指出了学员每日需要掌握的临床能力。

电子日志

日志是记录培训进展的一种简便有效的方式，它可以通过培训学员做好所有病例的详细记录来实现。日志记录的临床经验会由培训教员审核，并分析阴道镜与组织学结果之间的符合率，用于帮助学员积累经验。EFC 制作了一个电子日志，可以通过英国阴道镜和宫颈病理学会（BSCCP）的网站来访问（www.bsccp.org.uk）。按照 EFC 准则，日志要求包括 50 例直接督导下完成的病例和 100 例间接督导下完成的病例。

评估和结业考试

日志中详细记录了培训大纲，以确保每位学员都能学到应有的知识，并获得相关经验。培训老师通过各种讨论和提供建议来帮助学员学习，不仅提供检查诊断技巧，而且提供病例处理方法。有各种各样的教学工具可以用于评估，它们已成为经典的固定化流程，用于从不同方面评估手术技巧、临床诊疗活动或行为等各个方面。EFC 还建议培训项目在结束时应该有一个总结性的退出评估方式（如结业考试）。

4.2 欧洲阴道镜资质认证

EFC 旨在推动整个欧洲进行统一高质量的阴道镜检查，并提议建立欧洲阴道镜检查的资格认证标准（表 4.1）。其目标是促进统一培训，提高临床标准，并且使一个国家的培训认证能够在另一个国家得到承认。要实现这一愿望，就必须使各国的培训方案在课程内容和课程质量上都尽量相同，并能够相互协调。目前来看，虽然这些措施似乎还很遥远，但很显然 EFC 为实现这一目标，已经迈出了重要的步伐。

表 4.1 EFC 阴道镜培训的核心能力

常规训练

了解宫颈上皮瘤变形成的过程

确保实践操作符合健康和安全指南要求

依据 EFC 准则对患者进行管理

在阴道镜检查前为患者提供足够的信息

回答关于疾病管理的相关问题

与其他专业人员交流

了解国家制订的宫颈癌筛查指南

能够以一种积极敏锐的方式沟通检查结果

能够给国家机构提供数据

基础考核

采集病史

检查阴道

检查外阴

调整阴道镜到适宜位置

给患者摆好检查体位

能够插入阴道窥器

会使用宫颈管扩张器

能够记录阴道镜检查结果

可以在阴道镜检查后为患者提供足够的咨询与建议

阴道镜检查流程

进行宫颈标本取样（包括宫颈细胞刷）

进行宫颈细菌学拭子取样

在宫颈转化区进行醋酸试验

进行涂碘试验

用盐水和绿色滤光镜检查宫颈转化区

分析并描述宫颈醋酸反应

阴道镜所见

判断阴道镜检查是否满意

判断转化区类型（1、2、3 型）

识别异常上皮的范围

识别原始鳞状上皮

识别柱状上皮

识别化生上皮

识别先天性转化区

识别低级别阴道镜下改变

识别高级别阴道镜下改变

识别浸润性病变的特征

识别异常血管形态

识别与治疗相关的变化

识别妊娠对宫颈的影响

识别急性炎症改变

识别阴道上皮内瘤样病变

识别外阴上皮内瘤样病变

识别良性宫颈息肉

识别扁平湿疣

识别尖锐湿疣

活检和治疗

签署手术知情同意书

能够实施局部麻醉

确定活检的取材部位

完成阴道定位活检术

完成外阴定位活检术

为活检出血部位止血

缩写：EFC，欧洲阴道镜联盟

参考文献

European Federation for Colposcopy and Pathology of the Lower Genital Tract. Available at: www.e-f-c.org

International Federation of Cervical Pathology and Colposcopy (IFCPC). Available at: http://www.ifcpc.org/en/education

Moss EL, Redman CWE, Arbyn M, et al. Colposcopy training and assessment across the member countries of the European Federation for Colposcopy. Eur J Obstet Gynecol Reprod Biol 2015;188:124–128

Redman CWE, Dollery E, Jordan JA. Development of the European colposcopy core curriculum: use of the Delphi technique. J Obstet Gynaecol 2004;24(7):780–784

Redman C, Jordan J. How can the European Federation for Colposcopy promote high quality colposcopy throughout Europe? Coll Antropol 2007;31(Suppl 2):131–133

Shehmar M, Cruikshank M, Finn C, Redman C, Fraser I, Peile E. A validity study of the national UK colposcopy objective structured clinical examination--is it a test fit for purpose? BJOG 2009;116(13):1796–1799, discussion 1799–1800

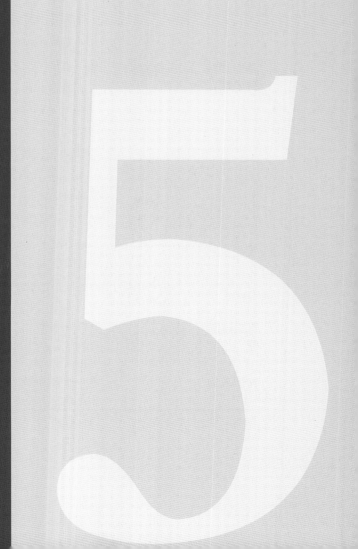

第 5 章

阴道镜术语

目前阴道镜术语的国际最新版本，也是本书中所使用的，是由国际宫颈病理与阴道镜联盟（IFCPC）和国际外阴阴道疾病研究学会（ISSVD）共同于 2011 年在巴西里约热内卢制订的。该版本为整个下生殖道疾病提供了全面的规范术语，不仅，包括宫颈疾病，还包括外阴、阴道和肛周疾病。此外，它还为不同的切除方法和切除范围等提供了专业的描述用语（表 5.1~5.5）。

表 5.1 2011 年国际宫颈病理和阴道镜联盟关于宫颈阴道镜检查的专业术语

一般评估		充分或不充分及理由（例如：宫颈表面被炎症、出血或溃疡干扰导致看不清楚）	
		SCJ 可见度：完全可见、部分可见、不可见	
		TZ 类型：1、2、3 型	
正常阴道镜所见		原始鳞状上皮 　成熟的 　萎缩的 柱状上皮 　异位 鳞状上皮化生 　纳氏囊肿 　腺隐窝（腺体）开口 妊娠期蜕膜	
异常阴道镜表现	一般原则	病变部位 　宫颈转化区以内或以外 　按钟表定位 病变大小 　宫颈病变所涉及的象限数量 　宫颈病变占宫颈表面的百分比	
	一级（次要）	薄醋白上皮 不规则，地图样边界	细小镶嵌、细小点状血管
	二级（主要）	厚醋白上皮，快速出现的醋白上皮，袖口状腺隐窝开口	粗大镶嵌、粗大点状血管、边界锐利清晰、内部醋白边界、脊样隆起
	非典型性病变	白斑（角化病或角化过度）、糜烂、卢戈液染色（碘试验）：着色或不着色	
可疑浸润癌		非典型血管 附加特征：脆性血管、不规则表面、外生性病变、坏死、溃疡、肿瘤及赘生物	
其他表现		先天性宫颈转化区、湿疣、息肉（宫颈管内或外）及炎症	狭窄、先天异常、治疗后改变、子宫内膜异位

缩写：SCJ，鳞柱交界；TZ，转化区

表 5.2　国际宫颈病理和阴道镜联盟关于手术切除的类型和范围的规范术语

切除治疗类型	
类型 1	切除整个宫颈表面或 1 型转化区
类型 2	切除 2 型转化区（切除时阴道镜可见到小部分宫颈管内上皮）
类型 3	切除 3 型转化区（比类型 1 和类型 2 更深更大的切除范围，应包括一定长度的子宫颈管内的上皮组织）
切除标本范围	长度：切除标本近端到远端或者从内部边缘到外部边缘的距离
	厚度：切除组织从基底切缘到宫颈表面的距离
	周长（任意）：切除组织的周长

表 5.3　2011 年国际宫颈病理和阴道镜联盟关于阴道的阴道镜检查术语

一般评估	充分或不充分及理由（例如：炎症、出血或溃疡）	
正常阴道镜所见	**鳞状上皮**	
	成熟的	
	萎缩的	
异常阴道镜所见	**一般原则**	上 1/3、下 2/3，前面、后面、侧面（右或左）
	一级（次要）	薄醋白上皮，细小点状血管，细小镶嵌
	二级（主要）	厚醋白上皮，粗大点状血管，粗大镶嵌
	可疑浸润癌	非典型血管
		附加特征：脆性血管，不规则表面，外生性病变，坏死，溃疡，肿瘤及赘生物
	非特异性改变	柱状上皮（腺病）；卢戈液染色（碘试验）：着色或不着色、白斑
其他所见		糜烂（创伤）、湿疣、息肉，囊肿、子宫内膜异位、炎症，阴道狭窄、先天性转化区

表 5.4　2011 年国际宫颈病理和阴道镜联盟会关于外阴阴道镜检查的术语（包括肛门）

分类		表现
基本定义	不同结构： 尿道，Skene 腺管开口（尿道旁腺），阴蒂、包皮，系带，阴阜，小阴唇，大阴唇，阴唇间沟，前庭，前庭大腺开口，巴氏腺开口，处女膜，阴唇系带，会阴，肛门和肛门齿状线	组成： 鳞状上皮—多毛或无毛，黏膜
正常所见		微小乳头瘤，皮脂腺颗粒（Fordyce's 斑，即福代斯斑），前庭发红
异常所见	一般特征： 大小（单位为厘米）及部位	病变类型： 　斑点，斑片，丘疹，扁平疣 　结节，囊肿，水疱，大疱，脓疱 病变颜色： 　可呈皮色，或为红色、白色、黑色 继发形态改变： 　湿疹，苔藓样硬化斑，表皮脱落，紫癜，瘢痕，溃疡，侵蚀，裂伤，疣
	异常阴道镜（或其他）的放大表现	醋白上皮，点状血管，非典型血管，不规则表面、异常的肛周鳞柱交界（注意齿状线位置）
可疑恶性	伴有或不伴有白、灰、红或褐色变色	肿瘤，溃疡，坏死，出血，外生性病变，角化过度症
其他表现		创伤，畸形

缩写：SCJ，鳞柱交界

表 5.5　原发性外阴病变的定义

术语	定义
斑点	小面积（<1.5cm）的颜色改变，表面无突起，触诊无异常
斑片	大面积（>1.5cm）的颜色改变，表面无突起，触诊无异常
丘疹	小面积（<1.5cm）的高出表面且可触及的局限性隆起
斑块	大面积（>1.5cm）的高出表面且可触及的扁平隆起病变
结节	大面积（>1.5cm）的皮肤病变，常呈半球形或边界不清，位于皮内或皮下，呈囊性或实性
水疱	小（<1.5cm）的充满液体的水疱，液体清亮（水疱：若干个充满液体的高出于皮肤或黏膜表面的隆起）
大疱	大（>1.5cm）的充满液体的水疱，液体清亮
脓疱	充满脓液的水疱，液体为白色或黄色

参考文献

Bornstein J, Bentley J, Bösze P, et al. 2011 colposcopic terminology of the International Federation for Cervical Pathology and Colposcopy. Obstet Gynecol 2012;120(1):166–172

Bornstein J, Sideri M, Tatti S, Walker P, Prendiville W, Haefner HK; Nomenclature Committee of International Federation for Cervical Pathology and Colposcopy. 2011 terminology of the vulva of the International Federation for Cervical Pathology and Colposcopy. J Low Genit Tract Dis 2012;16(3):290–295

Nayar R, Wilbur D. The Bethesda System for Reporting Cervical Cytology. New York: Springer; 2015

第6章

阴道镜的结果分析

在分析阴道镜结果之前先了解一个很重要的现象，即不同的生理过程可以产生相似的阴道镜表现。要理解这一点，就需要先掌握一些基本的组织学知识。总体来说，宫颈组织学、病理学及阴道镜诊断之间的关系是基本一致又相互印证的。

6.1 正常阴道镜所见

6.1.1 原始鳞状上皮

如同其他表面正常的鳞状上皮一样，子宫颈的原始鳞状上皮是光滑的，且不被腺体开口所中断（图6.1），这使它与通过化生而来的鳞状上皮得以鉴别。如果更仔细地观察这些被化生上皮所覆盖的宫颈表面的话，会发现有腺体开口（腺隐窝）和潴留囊肿，这表明该区域曾经被覆的是柱状上皮（图6.2，6.3a~c）。生育

期女性的原始鳞状上皮显示为淡红色，但在月经周期的不同阶段，这种红色基调可以在苍白色到强烈的粉红色之间转变。因富含糖原，这种上皮碘染后呈深棕色（图6.3c）。

所谓的"部分皱褶"现象在青春期女性身上尤为明显。整个子宫颈呈圆顶状，伴有酒窝状的宫颈外口，并可以向远处延伸如蘑菇状（图6.4）。有时表面看起来像个鸡冠（图6.5a、b）。这可能只是一个意外现象，没有什么临床意义。

6.1.2 萎缩的鳞状上皮

绝经后，由于雌激素缺乏，鳞状上皮变薄并缺乏糖原，间质血管供血减少。这些变化导致上皮层变得质薄而苍白，其下可见毛细血管网（图6.6a）。由于上皮变薄和糖原缺失的程度是不一致的，所以对碘的摄取也不均一，故而碘染后出现斑驳着色的表现（图6.6）。在老

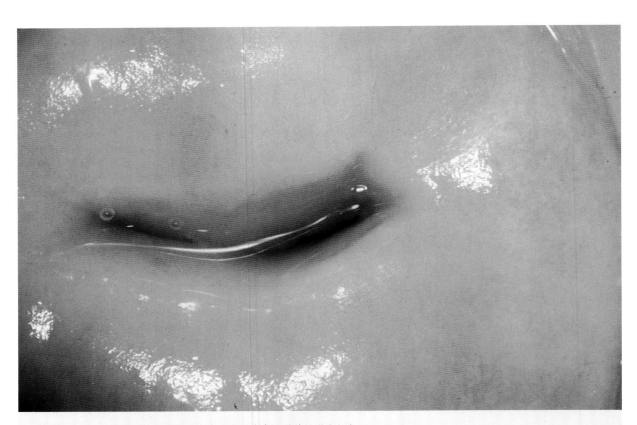

图6.1　生育年龄妇女的原始鳞状上皮。表面非常平滑并呈现浅红色。

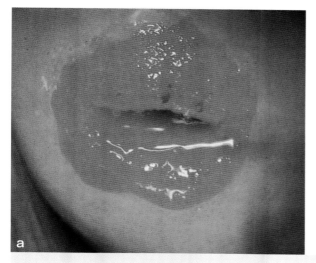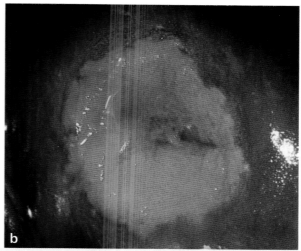

图 6.2 **(a)** 应用醋酸前的异位上皮。10 点位置的腺体开口显示早期的转化。**(b)** 应用碘液后，柱状上皮不着色；只是覆盖的薄膜脱色。与深棕色的原始鳞状上皮的界限不清。

年女性，由于糖原的完全丧失，上皮细胞碘染后出现均匀的从浅棕色到黄色的改变（图6.7）。因为被覆的菲薄上皮极为脆弱，使其下的终末血管更易被微小创伤所损伤，从而引起糜烂或上皮下出血（图6.8）。

6.1.3 异位（柱状上皮）

理想情况下，原始的鳞柱交界(SCJ)位于宫颈外口。根据其大小、形状和宫颈外口的扩张度，可以看到不同程度的宫颈管结构。在扩张的宫颈中，宫颈管的黏膜结构清晰可见（图6.9）。

在青春期和年轻女性中，柱状上皮通常位于距宫颈口一定距离的宫颈外表面上，这被称为异位。在宫颈管黏膜明显外翻的情况下，其部分皱襞结构变得更明显（图6.10~6.12）。

异位的典型表现像宫颈表面打了一块"红色的补丁（像红斑）"（图6.2a）。对于没有经验的检查者来说，它看上去显得非常可疑。然而当更仔细的阴道镜检查完成后，会发现它其实就是独特的乳头状结构，以此识别它的自然特性。异位柱状上皮碘染后不着色（图6.2b）。

异位上皮的表面通常被柱状上皮分泌的黏液所覆盖，醋酸有助于去除这些黏液（详见

第3章），暴露出独特的乳头状结构。醋酸还会引起组织水肿膨胀，将黏膜结构融入分明的轮廓中，使这些乳头呈现葡萄状外观。同时醋酸还将红色斑块强烈的红色转变为粉色或白色（图6.3，6.13）。

鳞柱交界通常边界清晰而且呈阶梯状（图6.2，6.9，6.13），仔细检查会发现其上有一个细长的白色边缘伴腺体开口，提示化生的起始部位（图6.3，6.11，6.14）。还有一个需要密切注意的部位是异位的边缘区，此处容易遗漏阴道镜下的重要病变。

异位柱状上皮较鳞状上皮更不易恢复且更易受损伤。在使用阴道窥器检查时容易发生接触性出血（通常见到接触性出血会使检查者考虑宫颈癌的可能性）。尽管癌症的乳头小叶通常较粗大且不规则，但仍可能被误认为是良性病变，需与前者相鉴别。

外源性和内源性性激素对柱状上皮的转化作用一直被长期研究（图6.15a~d）。含雌激素的口服避孕药可能对异位的出现起到积极的促进和增强作用，而间断使用口服避孕药的女性

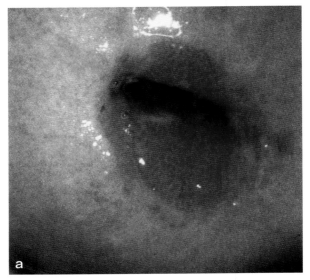

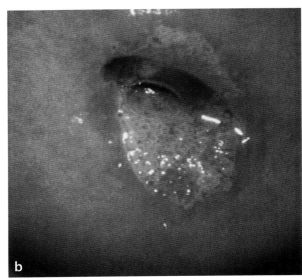

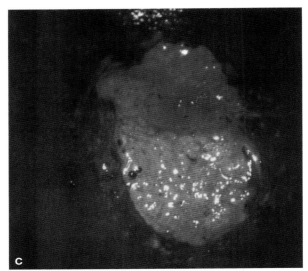

图6.3 宫颈外口前唇和后唇小的红色区域。**(a)** 应用3%的醋酸前。**(b)** 应用3%的醋酸后。**(c)** 应用碘液后。柱状上皮不着色。转化区的边界可通过不完全着色的新鳞状上皮来分辨。

可以在较短的时间内出现转化（图6.16a、b）。

6.1.4 转化区

宫颈转化区 (TZ) 可以表现为非特异性的红色区，有时伴有细小点状血管（图6.17a）。应用醋酸后使先前的红色上皮变为浅灰白色。在转化区内可以见到宫颈腺体开口（腺隐窝）和柱状上皮残留的小岛，它与原始鳞状上皮之间的界限并不清楚（图6.17 b）。

典型的转化过程开始于鳞柱交界处。围绕在异位组织周边的扁平上皮因为其颜色变得不同而与原始鳞状上皮和柱状上皮得以区分，也可以通过是否存在腺体开口（图6.2，6.6，6.18~6.20）来区分。

当转化发生时，异位组织的表面轮廓发生了变化，乳头变得粗大又融合，导致表面只有轻微的裂隙，这些变化标志着鳞状上皮化生的开始。同一个转化区内的不同化生上皮之间的成熟度可以非常不同，通过碘试验 (Schiller 的测试) 能够很容易得到验证，这也是上皮成熟度的一个敏感指标（图6.20b)。

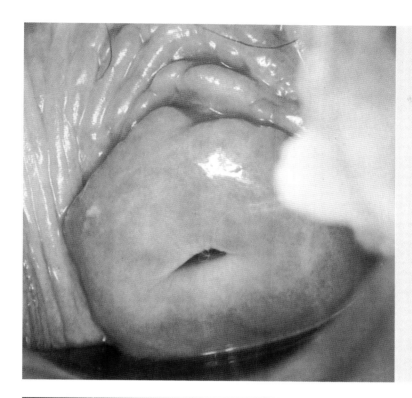

图 6.4 一位 29 岁女性部分皱褶的宫颈。鳞柱交界不可见 （Ⅲ型转化区）。（图像由 O. Baader 提供）

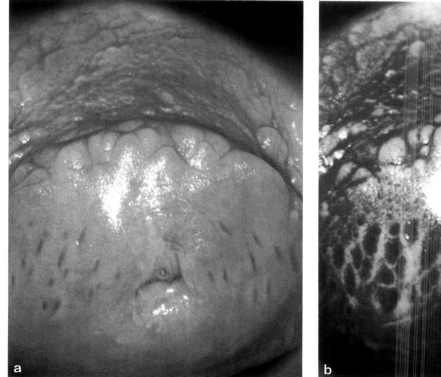

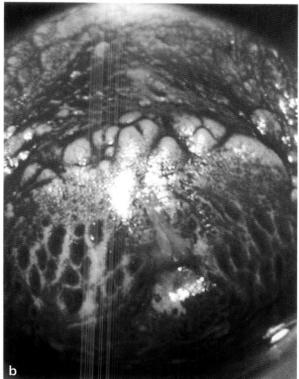

图 6.5 (a) 原始的鳞状上皮。17 岁女性宫颈前唇及穹隆的鸡冠状病变。由一个浅的缺口提示宫颈外口周围有息肉状轮廓。(b) 碘染后的点彩图案令人惊讶。只有后唇显示典型、均一的赤褐色。（图像由 O. Baader 提供）。

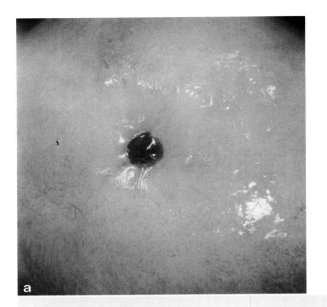

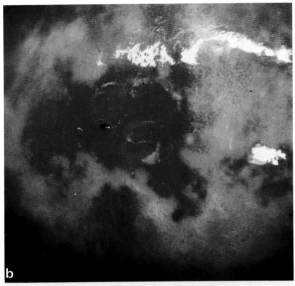

图 6.6　(a) 绝经后女性的萎缩的鳞状上皮。　细小的血管通过菲薄上皮表现出来，从浅粉色到淡黄色。(b) 应用碘液后的同一个宫颈。由于糖原的存在呈现特征性的点染表现。

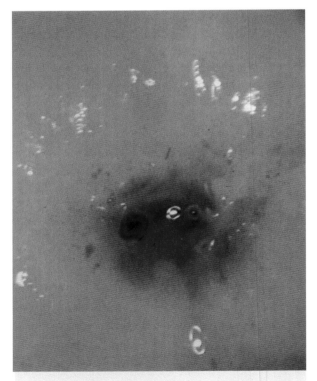

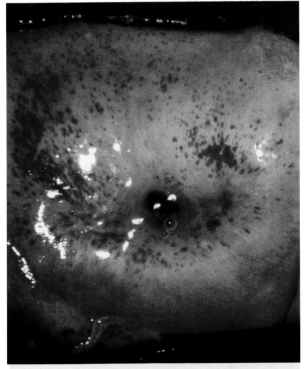

图 6.7　在老年女性的萎缩上皮中，糖原的缺失是均匀的，导致碘染后呈现均匀的黄色。

图 6.8　随着年龄增长，鳞状上皮变得脆弱。在阴道检查时易出现上皮下的出血。注意朝宫颈口汇入的细小血管。

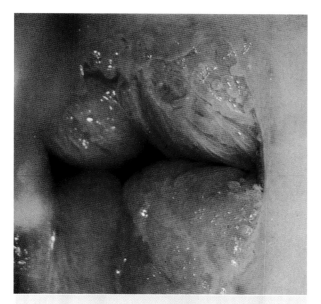

图 6.9 这个张着口的宫颈原始鳞柱交界最为明显。前唇表现薄环状的转化区。宫颈管黏膜的褶皱结构清晰可见。

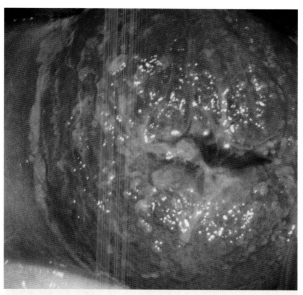

图 6.10 宫颈内黏膜外翻（异位），褶皱结构的轮廓鲜明。

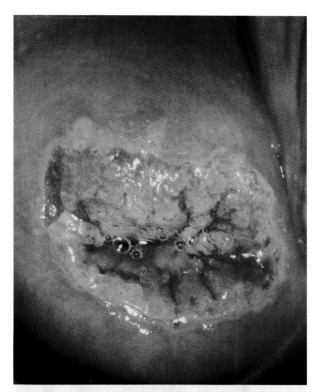

图 6.11 用力扩张阴道窥器可见明显的宫颈外翻（异位）。原始鳞状上皮交界处的狭长转化区清晰可见。

转化区在宫颈表面的分布形态可以是随机的，其所处的发展阶段在不同部位也可以跨越很大。当"柱状细胞的海洋"里出现"鳞状细胞岛屿"时则可以肯定化生已经开始了（图 6.15a~d，6.1a、b，6.19）。化生的上皮细胞可形成舌状或指状突起，与完整的柱状上皮交错存在（图 6.21）。即使大部分的异位已被完全转化，小的柱状上皮岛仍可以保留，这种外观被称为"伴有异位残留的转化区"（图 6.22）。

多年来对转化区的长期研究尤其具有启发意义（图 6.15，6.16）。对异位组织从柱状上皮向鳞状上皮的转化过程并不总能如期完成。经过化生新形成的鳞状上皮可以是完全成熟的，而在异位区域上皮仍然可以长期存在柱状上皮（图 6.23）。新形成的鳞柱交界仍然位于宫颈外口。通过化生而来的新鳞状上皮因为存在腺体开口、更明显的血管（图 6.24）或潴留囊肿（图 6.25）等而与原始鳞状上皮区别开来。

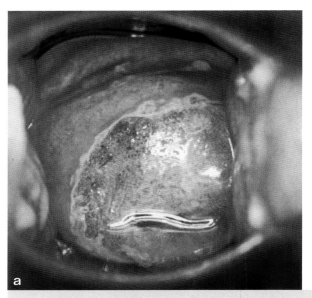

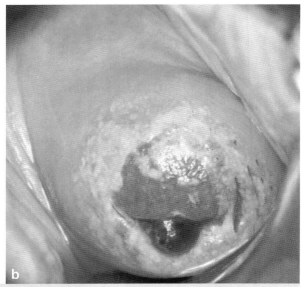

图 6.12　**(a)** 一个 14 岁女性宫颈上皮异位伴有薄环状转化区 (TZ)。**(b)** 2 年后，转化区进展，鳞柱交界完全可见（1 型转化区 ）。（图像由 O. Baader 提供）

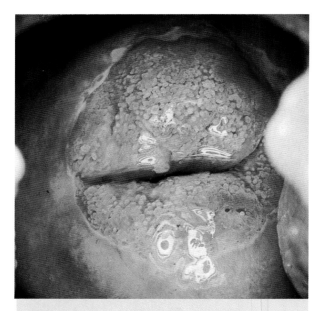

图 6.13　醋酸后异位的典型表现。明显的葡萄状结构。注意外围转化区的白色边缘。

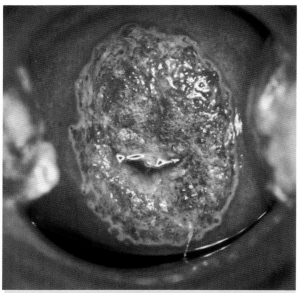

图 6.14　一位 29 岁未产女性的宫颈异位，外周转化区边缘细薄（1 型转化区）。（图像由 O. Baader 提供）

大小不等的潴留囊肿（纳氏囊肿）使得转化区上皮表面呈波浪样，表面伴有较长的血管走形，这是一种特征性表现（图 6.26）。在这种情况下，脉管系统的形态是如此的典型鲜明，以至可以很容易地据此推断出其下深层或表面不可见的囊肿的存在（图 6.132，6.133）。

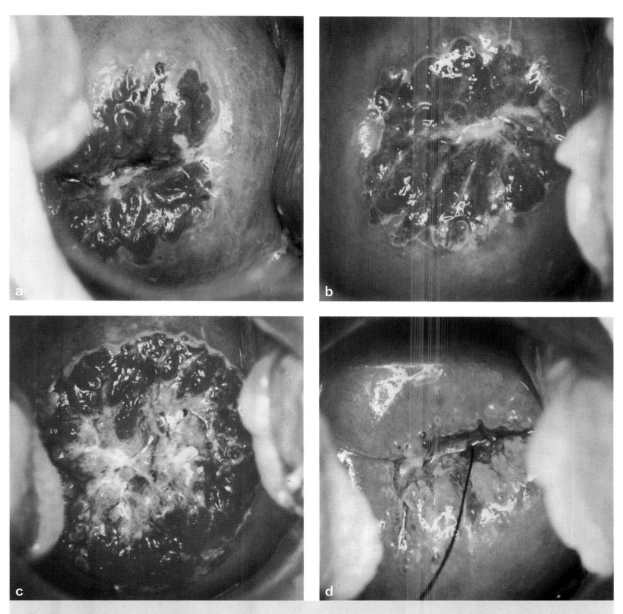

图 6.15 从口服避孕药开始长期随访的一位 20 岁女性。**(a)** 开始口服避孕药之前，宫颈有异位，转化区边界细薄（1 型转化区）。**(b)** 口服数月避孕药后，异位表现为乳头状突起明显粗大的外观。**(c)** 此时，女性在阴道分娩后恢复口服避孕药，异位再次明显。**(d)** 接受宫内节育器 9 个月并停止口服避孕药。3 个月后，异位上皮已经迅速转化（1 型转化区）。（图像由 O. Baader 提供）

6.2 异常阴道镜所见

6.2.1 醋白上皮

2011 年国际宫颈病理与阴道镜联盟（IFCPC）制订的术语中对"薄"和"厚"的醋白上皮进行了区分，前者为次要病变，后者为主要病变。快速出现的醋白反应也被认为是主要病变。醋白上皮的表面不出现镶嵌、点状血管或白斑。但通常含有腺体开口，甚至可见潴留囊肿。它与正常的转化区相对应，但在几个

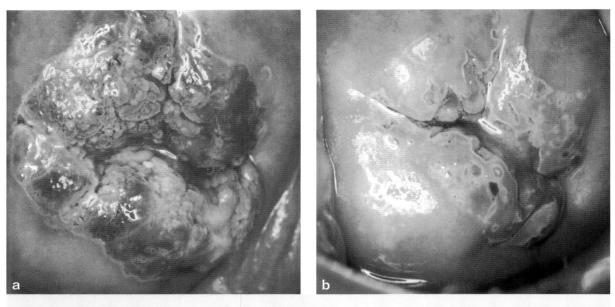

图 6.16   停止口服避孕药后明显的异位转化。**(a)** 口服 4 年避孕药的女性，宫颈明显异位，绒毛粗大。**(b)** 停止口服避孕药只 1 年后（放置宫内节育器），异位转化的进展（1 型转化区）。（图像由 O. Baader 提供）

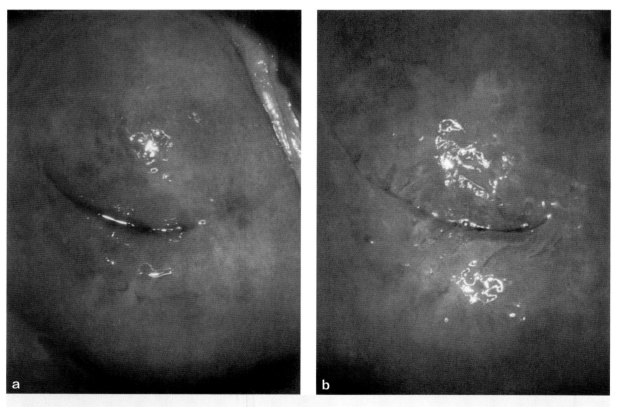

图 6.17   **(a)** 应用醋酸前的转化区（TZ）。宫颈后唇在微红区域的边缘有小的、不易被注意的血管。**(b)** 应用醋酸后，原来微红的上皮呈现浅灰白色。腺体开口和小的残余柱状上皮岛是转化区的征象。

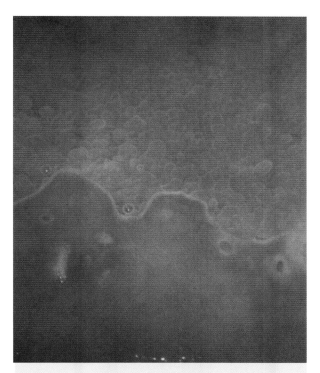

图 6.18　腺上皮葡萄状结构（异位）和转化区的鳞状上皮之间的阶梯状边界。注意在鳞状上皮周边的腺体开口，说明在先前较大的异位区域边缘进行了完全的转化。

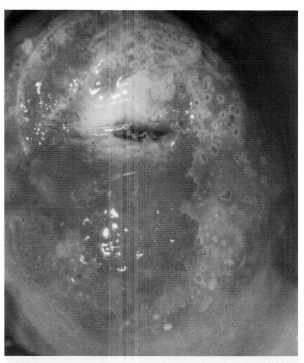

图 6.19　转化区。在这里，转化也是从外围开始不规则地向中心延伸。尽管转化不完全，但要注意平滑的表面。有很多腺体开口。

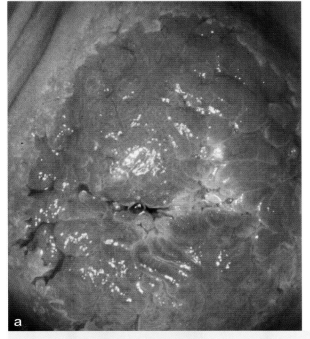

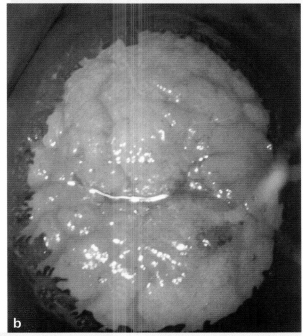

图 6.20　(a) 转化区。在这个异位中心，绒毛增大鼓起并融合最终形成了一个平滑的表面。(b) 应用碘液后观察同一个患者。转化的上皮成熟并包含糖原。可显示腺体开口。中心部分未吸收碘，只是像面纱一样覆盖着宫颈。

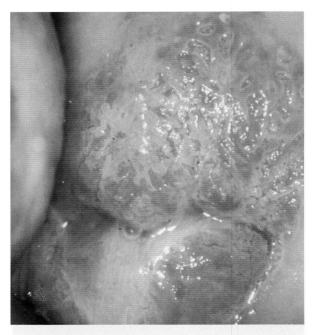

图 6.21 化生上皮的指状突起从外周向中心延伸，并与柱状上皮岛相互交叉。只有前唇发生转化。

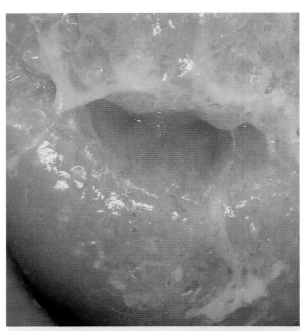

图 6.22 转化区及前唇残留的葡萄样柱状上皮岛。

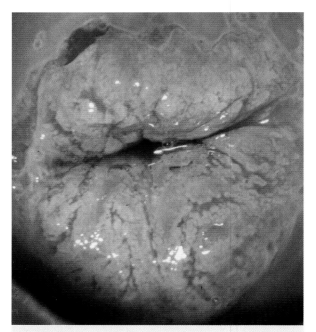

图 6.23 部分转化。有别于乳头状突起的扩大和融合，前唇的转化区只有部分发生异位，大部分没有变。

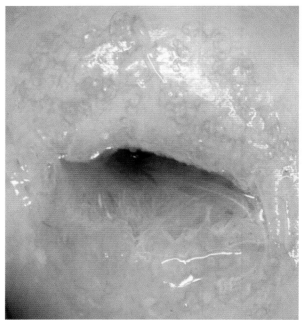

图 6.24 重新形成的转化区。尽管新鳞状上皮的颜色与原始鳞状上皮不易区分，但是转化区的边缘以细小血管为标志。新的鳞柱交界边界锐利。

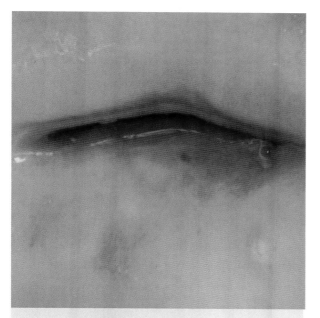

图 6.25　纳氏囊肿表面被覆光滑的鳞状上皮。这是唯一的早期转化的指示。血管在右侧的潴留囊肿表面是特征表现。

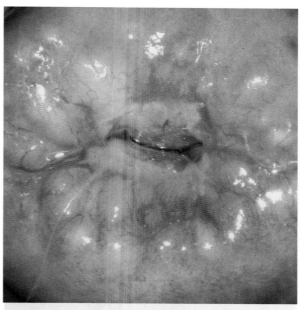

图 6.26　在完整转化区内的纳氏囊肿。长的、规则分支的血管通过菲薄上皮是典型表现。

重要方面与后者有区别。它具备转化区的典型特征 (例如腺体开口、潴留囊肿和柱状上皮岛)，但仍在以下一个或几个方面与正常上皮有区别：

- 应用醋酸前宫颈表面呈暗淡的黄红色。
- 应用醋酸后宫颈表面从红到白的颜色变化更加明显。
- 袖口样腺开口。
- 更丰富的血管分布，偶尔可见异型血管。
- 涂碘后可见典型的淡黄色染色区，至少有部分边缘是锐利清晰的。

这些标准并不能代表全部的非典型上皮的发展。转化也会导致化生上皮只伴有轻微的角质化，且没有伸长的间质乳头，因此阴道镜下并不表现为角化、点状血管或镶嵌。与原始鳞状上皮相比，化生上皮在使用醋酸后颜色变化更明显，其与原始鳞状上皮之间的交界边界清晰 (图 6.27)。虽然有这些不同，但在阴道镜下是不可能完全区分化生鳞状上皮和鳞状上皮内

病变 (SIL) 的。因为即使是宫颈高级别上皮内病变 (HSIL)，其表面的白色上皮也可能是质薄而不连续的 (薄醋白上皮)，所以有时很难与正常转化区相区别 (图 6.28)。

在使用醋酸之前，可能会有出现白色上皮的微妙的提示。除了正常转化区的鲜红色之外，出现任何红色区域都是可疑的。使转化区变得不再透明的暗红色，及基质可能因明显的炎性浸润 (图 6.29，6.30a) 而出现的黄色阴影，都需要格外注意。在这种情况下，醋酸通常会引起明显的白色变化，并形成锐利清晰的边界 (图 6.29b，6.30b)。丰富的血管床往往提示存在特殊的转化，但并不能直接诊断上皮的异型性 (图 6.31)。

最佳的诊断标准是醋酸试验。颜色变化越明显，发生速度越快，肿胀程度越高，则上皮异型性的可能性就越大(厚醋白上皮。图 6.30b，6.32，6.33)。然而其颜色变化范围可以很广

泛（图 6.34，6.35a）。

6.2.2 非典型转化区

"非典型转换区"这一术语以前被用来指临床上几乎所有不正常的阴道镜所见，如白斑、点状血管和镶嵌等。但因为这些也发生在转化区以外，所以现在这个术语已不再是官方指定术语了。

6.2.3 镶嵌

"镶嵌"这个术语指的是一种类似于鹅卵石瓷砖样的阴道镜图像，它由毛细血管形成了各个"瓷砖"的边界。与点状血管一样，镶嵌的外观也是由上皮的变化决定的，得以区分细小镶嵌（次要病变）和粗大镶嵌（主要病变）。

细小镶嵌

细小镶嵌，和细小的点状血管一样，也发生在宫颈表面平坦而边界清晰的上皮区域。在应用醋酸之前，这种区域外观可以是非特异性的，并且可能提示一个富含血管的转化区，而后者往往不含腺体开口或潴留囊肿（图 6.27，6.36~6.42）。应用醋酸后会发生灰白色的颜色变化，并且发生改变的区域边界变得锐利清晰。血管变得不那么明显（图 6.27b）。整个区域的上皮仍然和以前一样光滑。这种镶嵌图案由细小的浅红色线条连接而成。在某些区域可能不能完全显示镶嵌的图案，同样在某些地方，宫颈表面可能还是均匀和平滑的，因为这些上皮并不被细长的间质乳头所支撑。

将镶嵌分类为细镶嵌或粗镶嵌是比较困难的（图 6.39，6.42）。中间型主要是由低级别鳞状上皮内病变（LSIL）引起的，这可能也会产生各种样式的点状血管，主要取决于上皮异型性和上皮结构改变的程度。

粗大镶嵌

粗大镶嵌的特点是更加不规则的马赛克图案。图案上的间隙显得更加明显且呈现更加强烈的红色。比起细小镶嵌，此处的间隙更宽，鹅卵石的形状更大，且形状更加多变（图

6.38~6.41）。醋酸作用后上皮肿胀使结构更突出（图 6.41），达到峰值效果可能需要一分钟的时间。当粗大镶嵌和点状血管逐渐出现时，可以通过阴道镜观察到图像的改变。相反，醋酸对细小镶嵌的作用是即刻出现的。

腺体开口和纳氏囊肿通常不出现在点状血管或镶嵌区域内。和白斑一样，镶嵌和点状血管也可出现在转化区外的原始鳞状上皮上（图 6.39、6.43 和 6.44，也见于图 6.52）。这是了解点状血管、镶嵌和上皮异型性形态发生学的基础。

点状血管和镶嵌可发生在独立的区域（图 6.39，6.43~6.45），并且可以与其他病变共存（图 6.42，也见于 图 7.20）。在后一种情况下，靠近外周的病变通常为较低级别的病变（LSIL，CIN 1）或仅仅为化生上皮，对病变分布研究证实镶嵌和点状血管更常见于转化区外而非在转化区内（84%∶16%）。在组织学上，转化区以外的镶嵌和点状血管与 70% 的良性化生上皮相关，仅有 30% 与宫颈上皮内病变（CIN）相关；而在转化区内，各自的比率分别为 20% 和 80%。因此，在转化区内的镶嵌和点状血管比转化区外的相同病变提示 CIN 的可能性更大。

6.2.4 点状血管

点状血管是一种由接近表皮的毛细血管袢透过上皮表面以一种针点状的方式表现在阴道镜下的图像。通常点状血管出现在一个均匀的表面上，不受腺体开口、纳氏囊肿或任何其他转化区标志的干扰。点状血管的程度取决于下层上皮的异型性。点状血管的类型和镶嵌一样，在阴道镜评估中很重要。阴道镜检查者应该意识到，相似的阴道镜表现可能由于良性的化生上皮或者非典型上皮所造成，仅仅在排列和表达程度上有所不同。

具有重要诊断意义的点状血管具有两种类型：细小点状血管（次要改变）和粗大点状血

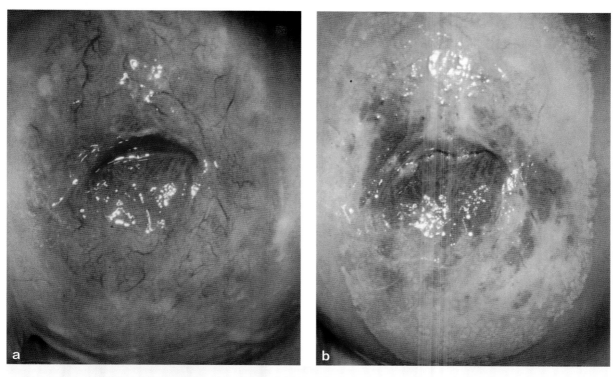

图 6.27　(a) 应用醋酸前可见微红黄色的规则分支的血管，阴道镜下的异常病变。(b) 醋酸抑制血管形态但是却带来边界清晰且颜色有明显变化的细小镶嵌。组织学结果提示为化生上皮。

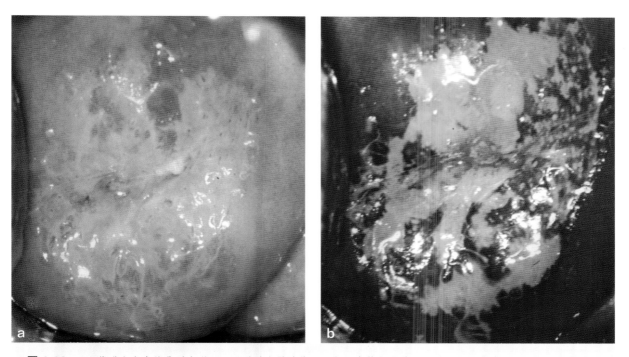

图 6.28　(a) 薄醋白上皮的典型表现，可以通过大量腺体开口与正常转化区进行区别。组织学结果提示为低级别鳞状上皮内病变 (LSIL) (CIN 1)。**(b)** 应用碘液后 (Schiller 试验) 显示混有 LSIL 及完全成熟的褐色的鳞状上皮。

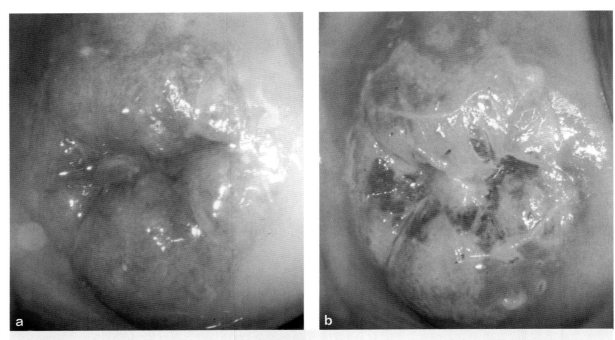

图 6.29 **(a)** 应用醋酸前，白色上皮显示模糊的红色。微红的表面可见几个纳氏囊肿。**(b)** 醋酸引起白色的改变。一些腺体开口呈袖口状。在 11 点和 12 点位置的病变累及腺体。组织学结果提示为 LSIL (CIN 1)。

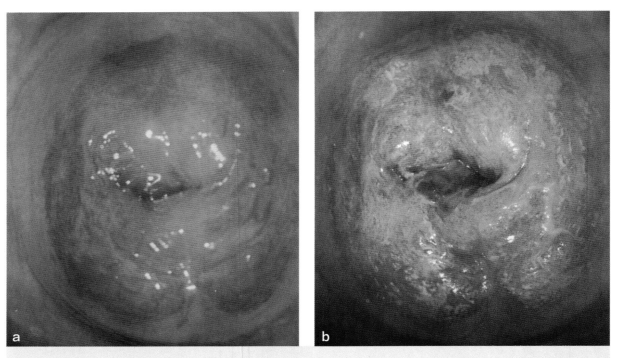

图 6.30 **(a)** 鲜明的红色转化区，与原始的鳞状上皮形成明显的分界。**(b)** 醋酸后斑片状外观。在粗大及不规则的白色斑片之间，可见袖口样腺体开口及腺体中立体上皮细胞的红色区域。组织学结果提示为 HSIL (CIN 3)。

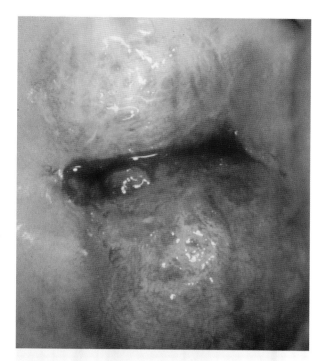

图 6.31 后唇上有可疑血管的转化区。组织学结果提示为 HSIL（CIN 3）。

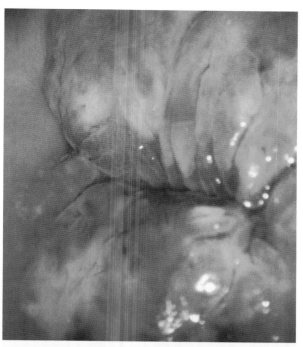

图 6.32 应用醋酸后的厚醋白上皮。只有孤立的腺体开口。组织学结果提示为 HSIL（CIN 3）。

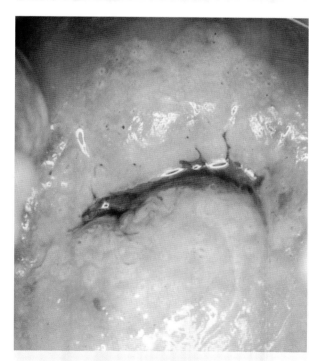

图 6.33 厚醋白上皮伴有多个袖口状腺体开口。组织学结果提示 HSIL（CIN 3）。

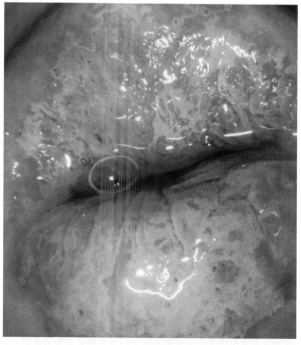

图 6.34 在后唇上、前唇 12 点和 3 点位置之间及前唇 9 点和 10 点位置之间的厚醋白上皮。组织学上，醋白上皮是 HSIL（CIN 3），但是在前唇上的浅粉色区域为化生上皮。

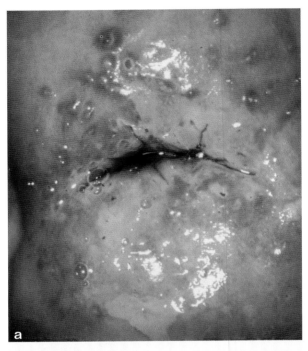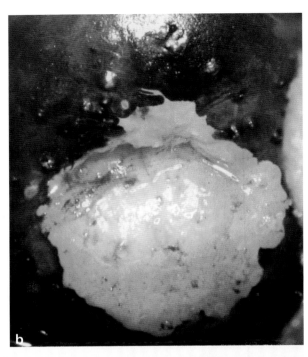

图 6.35　(a) 厚醋白上皮累及整个后唇及宫颈外口 11 点和 1 点位置之间。注意白色的上皮及腺体开口，有些是袖口状的。组织学提示为 HSIL（CIN 3）。(b) 碘染后，在转化区内发生病理改变的上皮明显突出于成熟的鳞状上皮。

管（主要改变）。这两者之间由明确的诊断标准来区分，但并不是每个病例都那么容易被分类为一种或另一种。见到点状血管就应该归类为可疑病变，需进行活检或者重复细胞学检查。

细小点状血管

　　细小点状血管阴道镜下特点是在灰白色到红色的局限区域内显示出细小的点状结构（图6.45）。当上皮已角化，这些点可能呈现白色，但它们通常是红色的，且即使在使用醋酸之后，也仍然会保持在与上皮相同的平面上。细小的点状血管的各个"点"之间是紧密相连的（图6.46）。一般细小点状血管多与细小镶嵌伴随出现。细小的局限性点状血管也可由炎症导致，当这些病例使用碘试验后（见图 6.47，6.48b），炎症区域的边缘会变得模糊不清。细点状血管也可能与 LSIL 相关（由 HPV 感染引起）。在碘试验（Schiller 试验）中，这些点状血管会染成黄色或赭石黄色，而相邻的上皮由于挖空

细胞的存在被染成棕色。这就是所谓的"碘试验阳性"点状血管（图 6.45b）。

粗大点状血管

　　粗大点状血管通常提示 HSIL。点状血管表现得更明显、更粗大，分布更广泛（图 6.44，6.49 ~ 6.51）。在个别情况下，点状血管可以表现出类似乳头状结构（图 6.52）。在高倍镜下，可在乳头上看到螺旋状毛细血管。使用醋酸后，粗大点状血管可以突出于周围平坦的表面（图6.49a，b）。粗大的点状血管可与粗大的镶嵌结合出现。这两种形态可以同时发生，出现点和裂隙的相互交织（图 6.50）。

6.2.5 白斑（角化）

　　白斑（角化）通常用肉眼就可以观察到（图6.53 和 6.54a、b），但有时仍需要用阴道镜来详细检查（图 6.55）。从组织学上看，白斑与角化不全或真正的角化过度有关，但二者不能用阴道镜来区分。然而阴道镜下的白色斑块通常

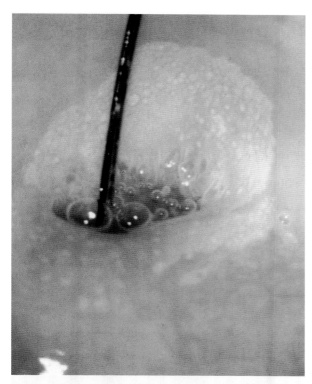

图 6.36 醋酸后出现的细小镶嵌，主要位于宫颈外口的前唇上。组织学结果提示为化生上皮。可见宫内节育器的尾丝。

与角化不全相关，而角化过度通常会产生一种厚的、粗大的表面斑块。细小的白斑多界限清晰（图 6.55），表面要么平坦，要么上有细小凹痕。当角化很明显时，其边缘会被重叠的角质层所掩盖而变得模糊。表面可能是光滑的，但更常见的是有点状凹痕，甚至还可以伴有镶嵌。部分去除或者完全去除表面的角蛋白后可暴露一个斑块样外观，称为"斑块样"或"厚的白斑"。

如果表面的角蛋白层被完全去掉，则底层的上皮细胞就会显露出自己的真实形态，通常会有点状血管（图 6.46）。白斑可在转化区内或外发现，后者起源于原始鳞状上皮。

重要的是要认识到不能用阴道镜来预测白斑下的上皮类型。上皮细胞可能是化生来源的，尤其出现薄的白斑时。当角化更明显时，底层的上皮细胞可能表现出 HSIL（CIN 3）的特征、早期间质浸润 (ESI)（图 6.54），甚至更深层的浸润，或只有良性的棘层增厚（图 6.43）。即使碘染色 (Schiller 试验) 也不能提供更多的诊断线索（图 6.54b）。中等大小的白斑，特点是碘染

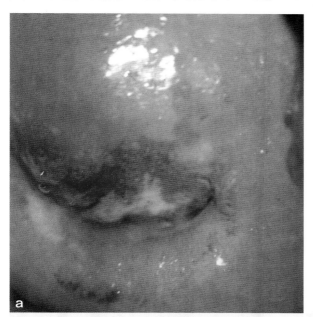

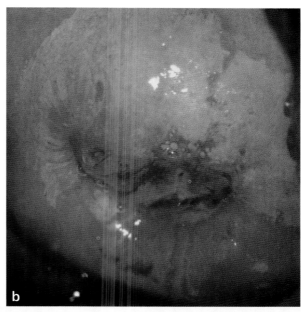

图 6.37 (a) 在宫颈口周围红色背景中的模糊病变。(b) 应用醋酸后显示主要在宫颈前唇可见一个意外的较大范围的细小镶嵌。在狭窄的转化区内可见多个白色的点状结构，是由鳞状上皮构成的腺体。组织学结果提示为化生上皮。

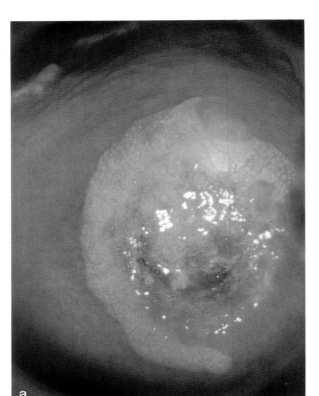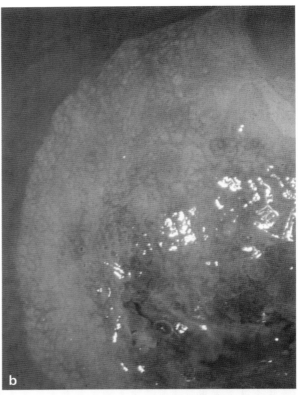

图 6.38   (a) 转化区被半环形包绕，其涂醋酸后变成白色，并出现细小镶嵌。(b) 更高倍镜显示镶嵌更加粗大，与图 6.27、6.36 和 6.37 相比更加不规则。组织学结果提示为 LSIL (CIN 1)。

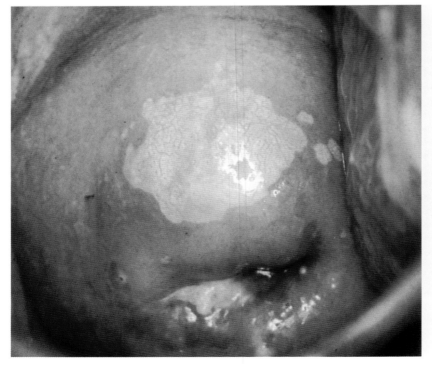

图 6.39   转化区以外的细小到粗大的镶嵌，累及原始鳞状上皮。组织学结果提示为 HSIL (CIN 2)。

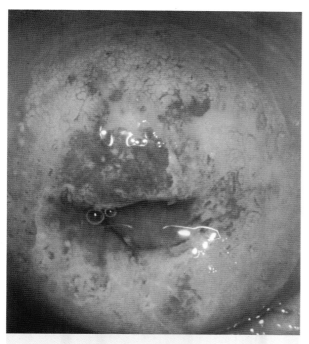

图 6.40　围绕宫颈外口的粗大镶嵌。组织学结果提示为 HSIL (CIN 3)。

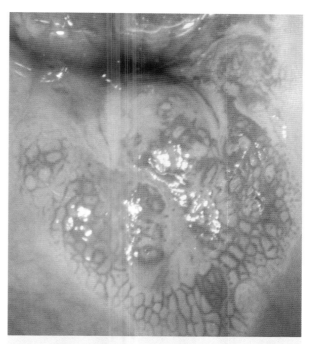

图 6.41　位于宫颈后唇的粗大镶嵌及粗大的点状血管混杂在一起。醋白上皮的边界锐利，与 HSIL (CIN 3) 相关。镶嵌与 HSIL (CIN 2) 一致。

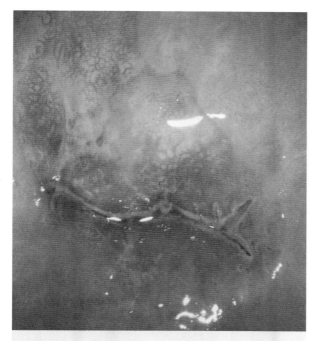

图 6.42　在醋白上皮的边缘，细小到粗大的镶嵌伴有细小的点状血管，可见袖口状腺体开口和白色的点状结构。这些点状结构提示 HSIL (CIN 3)。

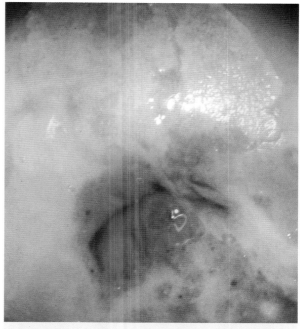

图 6.43　在宫颈前唇转化区以外的白斑。组织学结果提示为化生上皮。

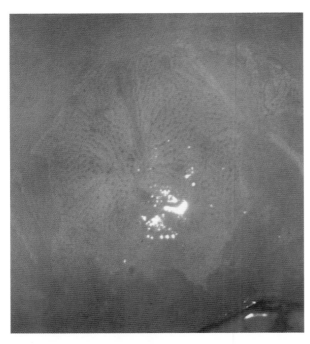

图 6.44   稍突出的点状血管。位于原始鳞状上皮内边界清晰的区域。组织学结果提示为 HSIL (CIN 3)。

轮廓还是白斑在转化区的位置，都不能预测基底上皮的良恶性。细胞学不能用于诊断，因为涂片含有大量不能代表下方病变成分的角化物质。经病变分布研究表明，白斑通常多在转化区外被发现，62% 的病例显示与良性的化生上皮相关，而只有 38% 与 SIL 相关。

6.2.6 糜烂与溃疡

糜烂是表面上皮的缺陷，深层的缺陷常伴随间质的暴露，称为溃疡。在生育年龄，糜烂和溃疡都是非正常的；但对于绝经后已萎缩的上皮来说，尤其在获得细胞涂片的过程中，它可能是医源性产物。异型上皮特别脆弱，因为它缺乏黏着性，比正常的鳞状上皮松散。这就解释了为何在细胞涂片中会检测到脱落细胞，以及醋酸试验为何会引起细胞肿胀。同样因为上皮细胞并没有牢固地附着在基质上，所以它可以很容易从那里分离而产生糜烂。

呈淡黄色，这也强化了它们的锐利边界。

通常应通过活检来评估白斑。无论是表面

在阴道镜下当溃疡发生在明显病变内时，就不那么容易发现了 (图 6.56)。它们可以在涂碘后被更好地观察，因为暴露的基质碘染不

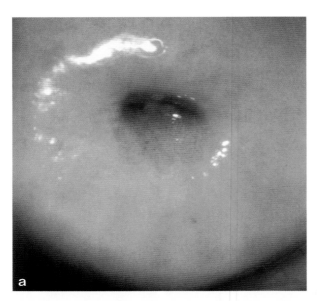

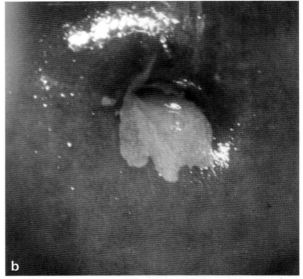

图 6.45   (a) 位于宫颈后唇向宫颈管延伸的细小点状血管。鳞柱交界不可见 (3 型转化区)。(b) 应用碘液后，上皮呈褐色。这种所谓的"碘试验阳性"点状血管是 HPV 感染的标志。组织学结果提示为 LSIL (CIN 1)，伴挖空细胞。

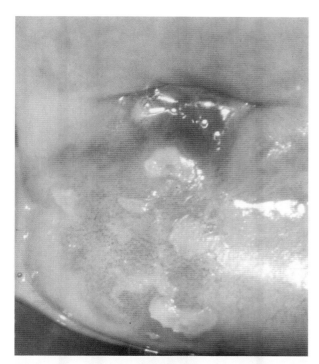

图 6.46 白斑。点状血管出现在角化层剥脱的位置。组织学结果提示为角质化的化生上皮。

着色 (图 6.55b)。溃疡可以通过其强烈的红色、颗粒状的底部和穿凿样的边界 (图 6.57，6.58)

来识别。重要的是不要错过因整个上皮细胞脱落而引起的大溃疡 (图 6.58)。仔细检查这些缺损的边缘会发现残留上皮，其颜色及对醋酸的反应和周围正常的上皮细胞不同。活检应在这样的上皮细胞构成的病灶边缘进行。

内生型的癌 (图 6.59) 可以伪装成一种糜烂或扁平溃疡，所以遇到扁平溃疡应该用一种 Chrobak 探针来仔细检查 (图 3.4)。被肿瘤浸润的基质一般多无阻力，探针如同伸入温暖的黄油中；而在正常组织中，探针会遇到坚硬的弹性阻力。

6.2.7 早期浸润癌征象

阴道镜对微小浸润病灶的检查取决于病变的大小和位置。早期局灶性的基质浸润（ESI），突破宫颈间质深度只有零点几毫米，无法用阴道镜发现。而且这种病变常从 SIL 所累及的腺体产生，而不是从非典型的表面上皮产生。在后一种情况下，阴道镜所见均为那些起源的上皮。

ESI 的阴道镜征象是间接的。ESI 的可能性随着病变的表面程度增加而增加。同时，当

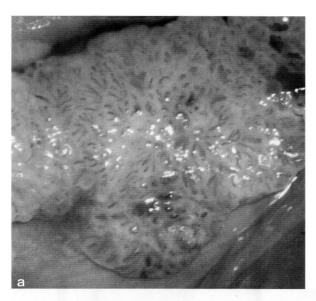

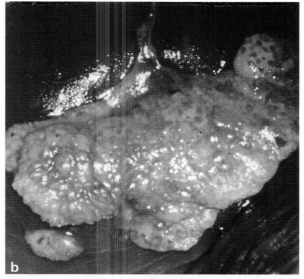

图 6.47 (a) 在高倍镜下，乳头内的血管像逗号和鹿角。它们粗大的外观给人一种异型的印象。(b) 湿疣。在应用碘液后的褐色颜色表明在湿疣内含有糖原，与组织学图像密切相关。

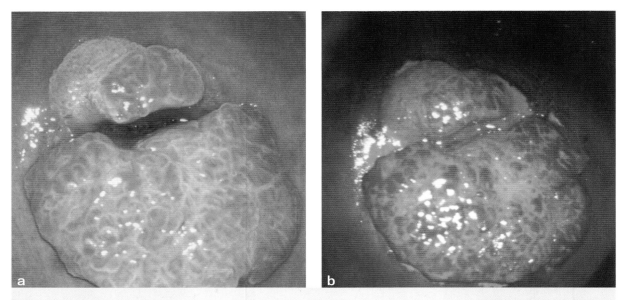

图 6.48 (a) 应用 3% 醋酸后的外生型湿疣病变。(b) 应用碘液后，其表面表现为典型湿疣及赭石上皮的不一致的褐色染色。

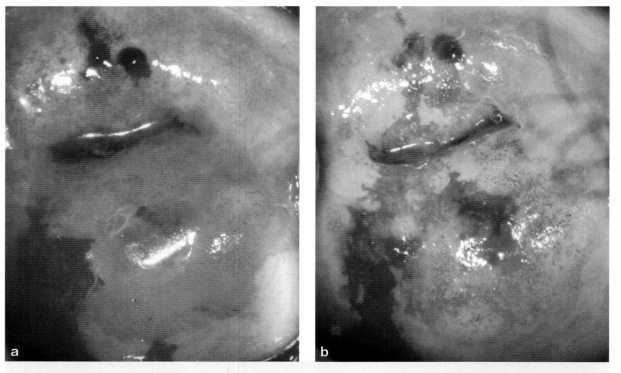

图 6.49 (a) 异型性的黄－红色区域显示局部的粗大点状血管。(b) 应用醋酸后，点状血管区域肿胀，高于表面，并变为白色。组织学结果提示为 HSIL（CIN 3）。 在宫颈前唇的转化区内，有一个完全成熟的鳞状上皮岛。

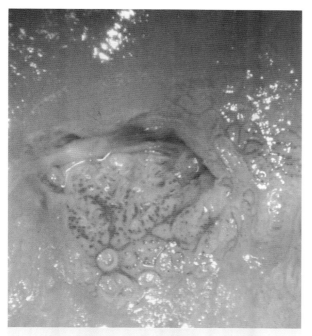

图 6.50 粗大点状血管与粗大镶嵌的组合。组织学提示为 HSIL（CIN 3）。

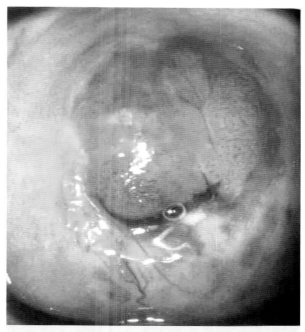

图 6.51 应用醋酸前，粗大的、不规则的点状血管。组织学提示为 HSIL（CIN 2）。在后唇的成熟转化区内，有一个规则的血管结构。

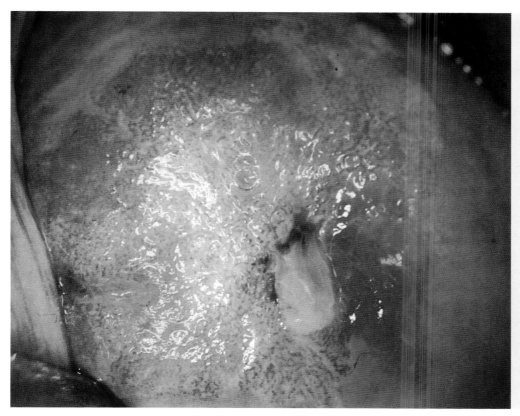

图 6.52 粗大点状血管。注意乳头状外观。组织学结果提示为 HSIL 伴早期间质浸润（FIGO IA1 期）。

有不同类型的上皮同时存在时，ESI 更为常见。有些病例显示了所有这些特性。而血管的聚集也提示浸润的发生（图 6.60，6.61）。

虽然 ESI 的可能性随病灶大小的增加而增加，但有些面积相当小或血管不丰富的病变也可能具有侵袭性。令人惊讶的是，有些 ESI 病例几乎没有异常的阴道镜下改变（图 6.62~6.64）。

同样，阴道镜对微小浸润癌的发现也取决于病灶的大小和部位。如果微小浸润癌完全位于宫颈管内，则宫颈外口完全显示不出任何线索。而位于宫颈外口的以异型血管局部聚集为特征的病变应高度怀疑为微小浸润癌。异型血管总被看作是浸润性疾病的特征（图 6.65 ~ 6.68）。血管经常被拉长，且有形态不规则，并且容易出血。

有些较大的子宫颈癌会在宫颈表面产生轻微的隆起，从而改变其位置（图 6.66，6.67），或者也可能形成一个细长的息肉样病变（图 6.69a、b)。若非不得已，想要在血管化的转化

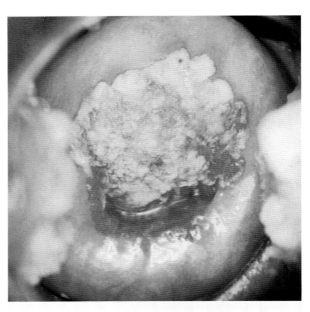

图 6.53 粗糙的角化斑，表面有部分裂纹。组织学提示为 HSIL (CIN 3)。

区内明确浸润癌的诊断是很困难的。在这种情况下，只能通过仔细回顾阴道镜下的表现，并与锥切标本的组织病理学结果联系起来，才可能追溯到其发生浸润的迹象（图 6.68）。

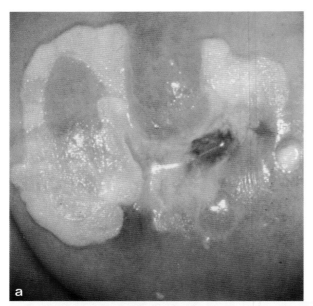

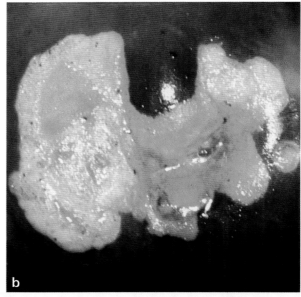

图 6.54 明显的白斑性病变表现为一个局限的病灶。注意在 11 点方向靠近宫颈外口的锐利边界。锥切显示 HSIL 伴早期间质浸润 (FIGO IA1 期)。(b) 碘染后，在 (a) 中看到的边界被强化了。白斑出现在转化区外。角蛋白呈斑片状排列。

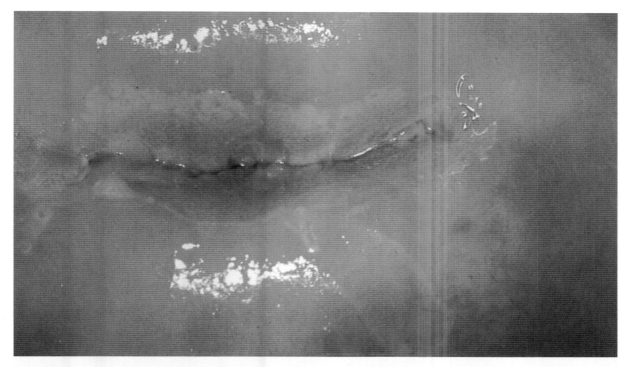

图 6.55　在子宫颈的后唇上有明显的边界但只有轻微的角化区。组织学结果提示为化生上皮伴角化不全。注意前唇上的薄层转化区。

6.2.8 浸润癌

　　发生在宫颈外口的浸润癌可以用肉眼看到。完全生长在宫颈管内的肿瘤也可以通过阴道镜更好地观察，但只有当宫颈外口被打开时才会发现。在其他所有病例中，阴道镜检查仅仅证实了大体的发现。宫颈外口的变形程度取决于肿瘤的生长方式。外生型病变突出于阴道内，像不同大小的菜花样肿瘤（图 6.70~6.72）。相反，单纯内生型肿瘤仅表现为红色或白色的侵蚀区，其真正的性质只能通过乳头状表面和异型血管才能识别（图 6.73）。伴有表面溃疡的扁平状内生型癌在肉眼或阴道镜下诊断都很困难（图 6.74）。在这种情况下，用 Chrobak 探针探查和普通触诊（图 3.4）都是有价值的。大多数宫颈浸润癌都是部分外生型和部分内生型，其诊断并不困难，且它们也多是围绕宫颈外口发生的（图 6.71，6.75）。较少的情况下，

仅仅宫颈的单个唇或单个唇的一部分受累（图 6.76，6.77）。

　　浸润癌的表面通常有不规则的裂隙（图 6.78），像菜花一样。如果乳头状突起稍细小并更规则一些，就会与异位相混淆。在较晚期的癌症中，溃疡和组织被破坏的程度会更大。偶尔癌症表现为平滑的无蒂样息肉（图 6.77），需根据其血管形态和 Chrobak 探针的探查情况来区分良恶性（图 3.4）。

　　表面伴有角化的内生型肿瘤可使诊断变得更有挑战性（图 6.79）。对角化病变进行活检，可避免遗漏隐藏在角质中的一些病变。

　　浸润癌为研究各种异型血管提供了极好的机会（图 6.69、6.141），这应该在子宫颈用棉拭子擦干净分泌物后及应用醋酸之前完成，因为醋酸会使血管变白（图 6.80a、b）。浸润性病变在使用醋酸后会变得更加突出和发白（图

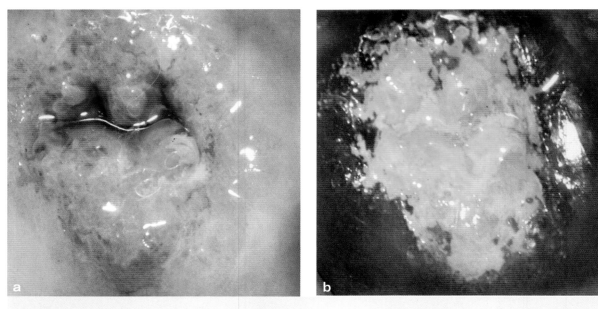

图 6.56 (a) 在醋白上皮边缘的真性糜烂。表现为阶梯状的边界，组织学为正常的鳞状上皮。醋白上皮处活检显示为 HSIL (CIN 2)。(b) 碘染后，病理上皮表现为典型的碘染黄色，而糜烂是根本不着色的。

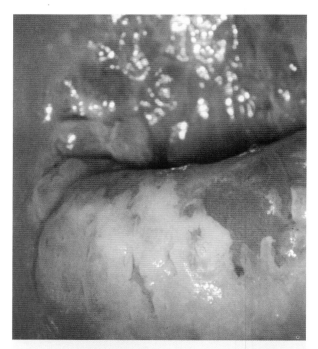

图 6.57 在白色上皮的典型糜烂。上皮性剥脱暴露出明显的红色间质。组织学结果提示白色上皮为 HSIL (CIN 3)。

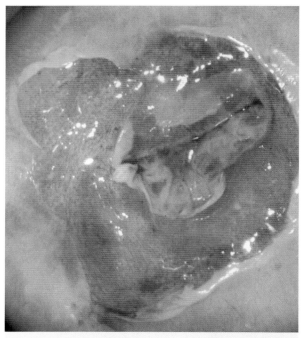

图 6.58 广泛糜烂。HSIL (CIN 3) 岛向宫颈管和外周的正常鳞状上皮延伸。暴露出间质的结构。

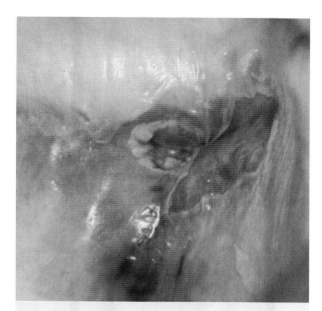

图 6.59　在左侧宫颈外口的扁平溃疡。它的基底凹凸不平，呈黄色到暗红色。组织学结果提示为鳞状细胞癌（FIGO IB 期）。

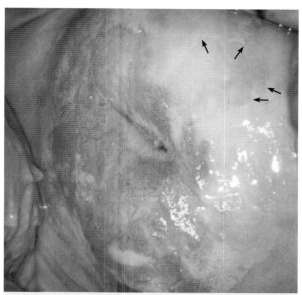

图 6.60　明显的血管转化区。在外周，4 点和 6 点位置之间，有一个中等粗大的镶嵌，也有明显的轻微角化病。锥切及组织学结果提示为鳞状病变为早期间质浸润（FIGO IA1 期），白色斑块处为化生上皮。

6.80)。同样醋酸反应中评价非典型上皮的标准也可应用于浸润癌的癌前病变，后者经常围绕在浸润癌周围 (图 6.78)。

6.2.9 原位腺癌和微小浸润腺癌

　　目前还没有特征性的阴道镜表现可以用于直接诊断原位腺癌 (AIS) 和微小浸润腺癌。可能提示原位腺癌的镜下表现包括：位于柱状上皮下的病变不与鳞柱交界相邻、伴有大的腺体开口、乳头状病变伴有上皮出芽以及斑驳的红白色病变等。因为这些病变通常发生于 SIL，阴道镜下发现其中之一就可能提示有 SIL(图 6.81，6.82)。而且 AIS 通常位于腺体或隐窝处，当其位于宫颈表面时，会更脆弱而容易受到破坏 (图 6.81，6.83)。面积稍大些的微浸润腺癌偶尔可在阴道镜下看到，但很难明确地与相对应的鳞状细胞病变区分开 (图 6.83)。

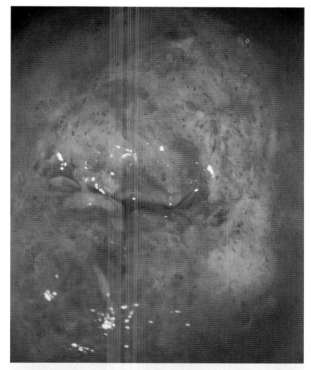

图 6.61　表面粗糙的厚醋白上皮。整个区域可见形状不规则的逗号状的血管。锥切标本显示 HSIL (CIN 2/3) 及早期间质浸润(FIGO IA1 期)。

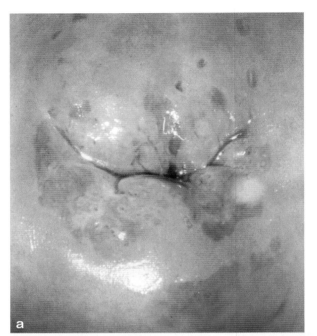

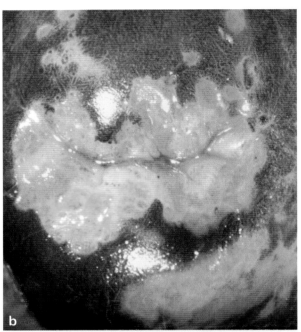

图 6.62　(a) 与周围界限模糊的醋白上皮。注意在后唇上独立的不局限的红色区域。(b) 宫颈外口周围的碘染黄色区是 HSIL (CIN 3) 伴早期间质浸润(FIGO IA1 期)。后唇上的孤立区域是炎症。前唇上的斑点状棕色病变是湿疣性的阴道炎（图 6.103)。

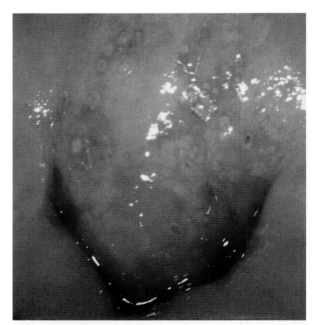

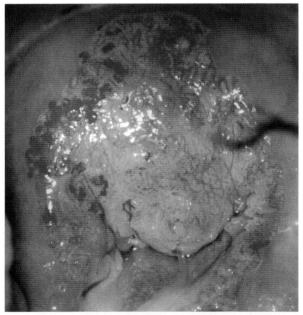

图 6.63　应用醋酸后的醋白上皮伴袖口状的腺体开口。锥切标本显示为 HSIL (CIN 3) 伴早期间质浸润(FIGO IA1 期)。

图 6.64　应用 3% 醋酸后的醋白上皮及粗大镶嵌。注意大面积病灶的脆性。组织学结果提示为 HSIL (CIN 3) 伴早期间质浸润 (FIGO IA1 期)。

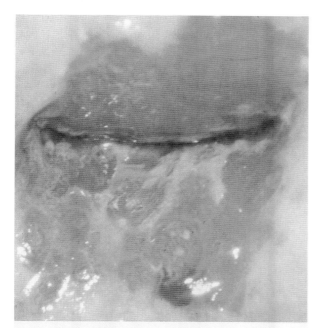

图 6.65　应用醋酸前的白色上皮,在出血点的正上方有一个隐匿的 FIGO IA2 期微小浸润鳞状细胞癌。注意不规则分支的血管。临近的红色区域符合 HSIL (CIN 3)。在后唇上宫颈外口附近可以看到真性糜烂及再生上皮,在前唇上可见再生上皮。

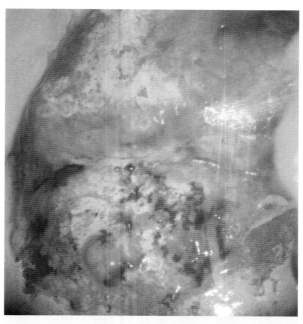

图 6.66　应用醋酸前可见大面积的白色上皮。后唇表面由于 FIGO IB1 期宫颈癌而凸出。注意异型血管的外渗情况。

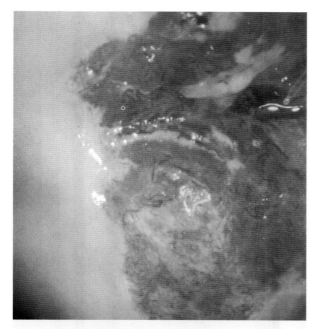

图 6.67　IA2 期微小浸润癌(鳞状细胞)在后唇产生一个小凸起。白色上皮表面有异型血管。

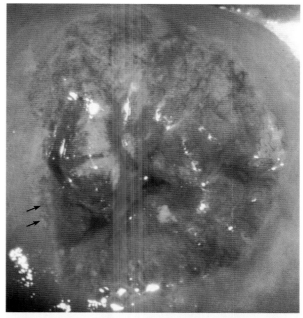

图 6.68　血管转化区显示灶性出血。位于宫颈外口左侧隐窝的微小浸润癌(FIGO IA2 期)易被忽略。

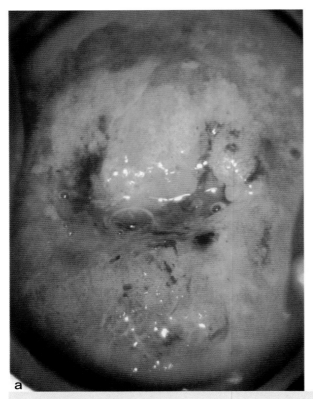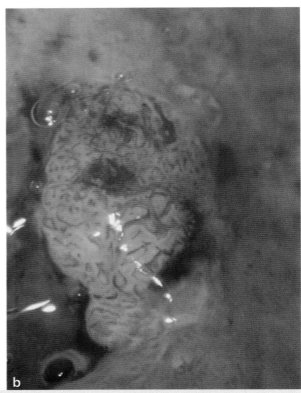

图 6.69 (a) 粗糙表面的醋白上皮。醋酸的作用在前唇尤为明显：在宫颈外口的左角处可见白色上皮伴小的息肉样病灶。(b) 高倍镜下，肿瘤显示大量的异型血管。息肉样的结构是一个小的、外生型的 IB1 期癌（鳞状细胞）。

6.3 其他情况的阴道镜所见

6.3.1 非可疑的碘黄染区

常规使用碘试验后经常可以发现界限清晰的碘染黄色区域，它们要么不可见，要么被忽视。如果第一眼看到的宫颈完全正常，那么这些区域会尤为醒目（图 6.84a）。如果患者在碘反应消退后重新检查会发现，先前的碘黄染区已变为灰白色，并有明显的分界线。

除了这些非可疑和孤立的病灶外，碘黄染区域还可与其他阴道镜病变共存；后者实际上面积更大，并且可与最初可疑的区域有不同的轮廓（图 6.85b）。

阴道镜下非可疑的碘黄染区通常是由良性的化生上皮引起的，发生上皮内瘤变的风险很低。

因鳞状上皮转化产生的化生上皮在阴道镜下呈现出的非可疑碘黄染区，基本上不会再有进一步改变（图 6.86a~c）。

6.3.2 先天性转化区

先天性转化区是宫颈在阴道镜下出现的一大片碘黄染区域，可以延伸到前穹隆或后穹隆（图 6.87）。这是一个比较常见的现象（4%），阴道镜医生应该对此非常熟悉。这一现象的原因并不十分清楚，似乎是一种苗勒上皮分化的变异。

这种上皮细胞是不含糖原的，醋白反应也非常弱，其程度甚至可以微弱到难以发现。但在涂碘后（即碘试验），则可以清楚地看到这些上皮。其组织学特征与鳞状上皮化生相同。

先天性转化区不需要活检或治疗。

6.3.3 湿疣病变

阴道镜检查对于识别宫颈扁平湿疣病变很

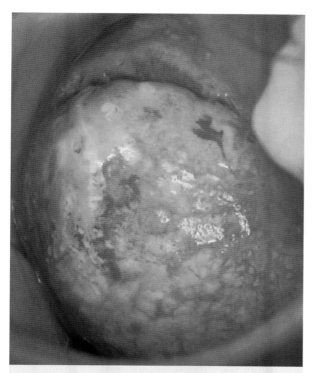

图 6.70　宫颈后唇上外生型 IB1 期鳞状细胞癌。顶端已溃烂。

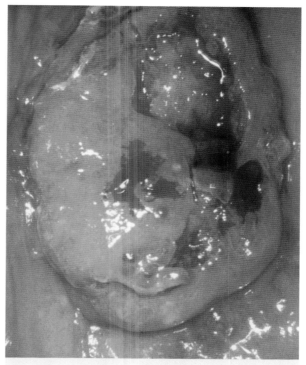

图 6.71　外生型 FIGO IB1 期宫颈癌，测量结果为 4cm×3cm。

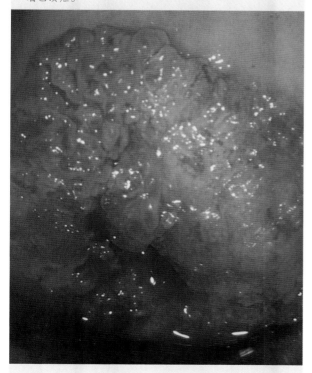

图 6.72　宫颈外口周围外生型的乳头疣状癌 (FIGO IB1 期)。

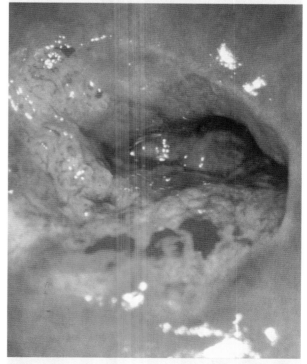

图 6.73　应用 3% 醋酸后 FIGO IB1 期鳞状细胞癌。血管异型且脆弱，表面不规则。

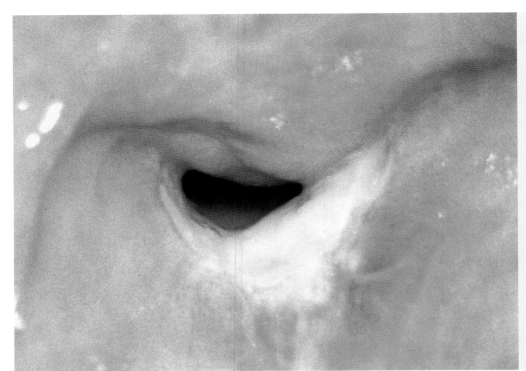

图 6.74 内生型 IB2 期鳞状细胞癌。阴道镜显示宫颈后唇扩张的宫颈外口及白斑。

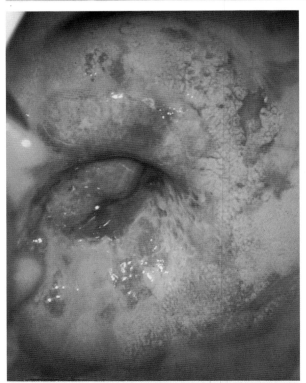

图 6.75 边缘为 HSIL (CIN 3)，围绕主要分布于宫颈管的 FIGO IB1 期鳞状细胞癌。注意前唇上的扁平溃疡，周围有粗大的镶嵌。

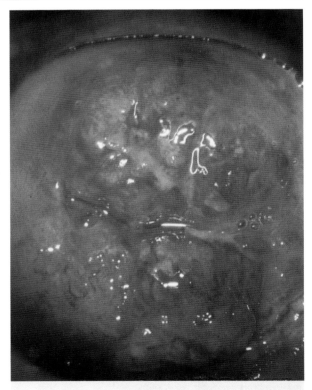

图 6.76 这种内生型的 FIGO IB1 期鳞状细胞癌可能被误认为是白色上皮。后唇上明显的异型血管与浸润性癌有关。

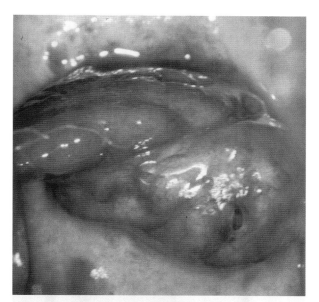

图 6.77　息肉状的 FIGO IB1 期鳞状细胞癌，可能被误认为是一个大的良性宫颈息肉。息肉的颜色和下方的血供与纳氏囊肿类似。

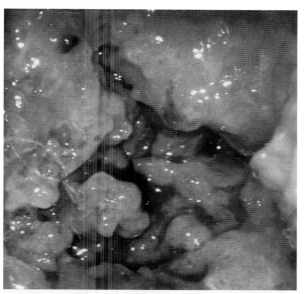

图 6.78　深层裂隙及粗大乳头的 FIGO IIB 期鳞状细胞癌。血管形态不明显。

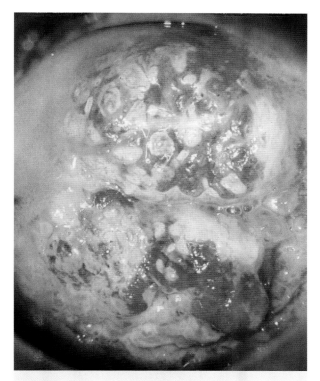

图 6.79　内生型 FIGO IB1 期宫颈鳞状细胞癌伴有明显的角化过度。

重要。这些疣状改变与宫颈的可疑病变非常相似，但前者都是良性的，而且可逆的。湿疣病变（图 6.47，6.48，6.88，6.98）可与 SIL 共存。

尖锐湿疣通常可用阴道镜直接诊断。然而单发于宫颈外口的孤立湿疣有时可被误认为是一个外生型癌灶（图 6.88）。Chrobak 探针可以作为一种有用的诊断工具（见第 3 章）。湿疣病变的表面呈典型的乳头状突起（图 6.88~6.90，6.94a、b，6.95）。然而结构上的细节可被角蛋白掩盖，显示出光滑、闪亮的珍珠白样外观（图 6.91，6.92）。经常可以见到这种乳头状结构呈细的指头样突起（图 6.96）。湿疣的颜色根据角化程度的不同而有所不同，从白色或灰红色到强烈的大红色不等。

湿疣常常是多发的（图 6.88，6.94），且大小不一，这为研究它们的发展提供了很好的机会。外生性湿疣可以与扁平湿疣混合存在（图 6.94）。高倍镜显示在湿疣的乳头内存在血管，

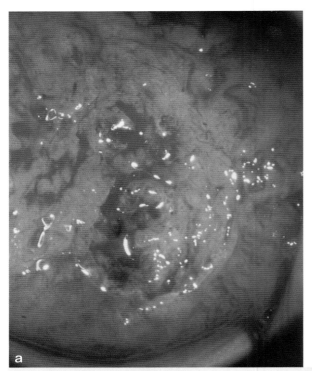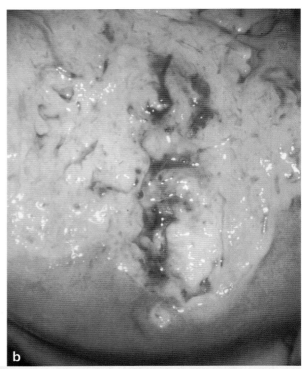

图 6.80 (a) 外生型的 FIGO IB1 期鳞状细胞癌伴有各种各样的异型血管。(b) 使用醋酸后抑制血管形态并使背景变白。

血管可呈逗点状、螺旋状或鹿角状，因为它们的口径多比较粗大 (图 6.47a、b)，故都显得较为可疑。平坦而光滑的病变往往由于角化过度 (图 6.92，6.94) 而显示出特征性的珍珠白外观。在典型和非典型的湿疣病变之间，目前还没有区分它们的阴道镜标准。然而与 SIL (CIN) 和化生上皮相比，非典型湿疣病变可能具有更粗大的结构，产生粗大的镶嵌和点状血管。

应用碘液 (Schiller 试验) 后显示，湿疣细胞中仍然含有一些糖原。病灶局部的角质化可以产生斑驳的外观 (图 6.93b，6.47b，6.48a、b)。偶尔由于湿疣细胞中糖原的储备可以导致阴道镜下的异常表现，如碘试验阳性的镶嵌和点状血管等 (图 6.97a，b)。目前尚不清楚这个图像是否为典型的湿疣，但无论如何，这些镶嵌都是由与高基质乳头相关的富含糖原的上皮细胞形成的。从组织学上看，这些病例的上皮细胞显示为扁平湿疣的特征。在阴道镜下，除了

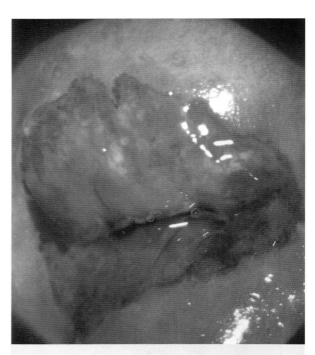

图 6.81 白色上皮和可疑的血管形态。锥切标本显示宫颈阴道部的 LSIL (CIN 1)、HSIL (CIN 3) 和原位腺癌 (AIS)。后者存在于腺体和表浅的柱状上皮内。

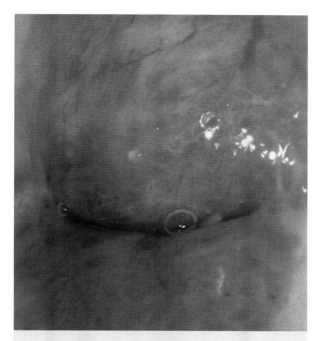

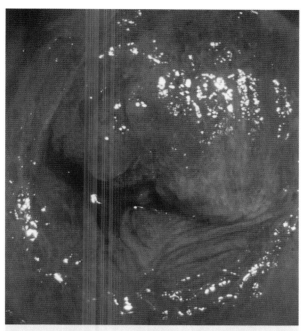

图 6.82 白色上皮伴有一些腺体开口。组织学结果提示为宫颈阴道部为 HSIL (CIN 2) 及宫颈管下段为原位腺癌 (AIS)。

图 6.83 大范围、部分受侵的转化区。外翻的宫颈黏膜皱褶仍然可见。白色区域的组织学结果提示为 HSIL (CIN 2)，在宫颈口的左侧壁，有一个 10mm×3mm 的腺癌 (FIGO IB1 期)。

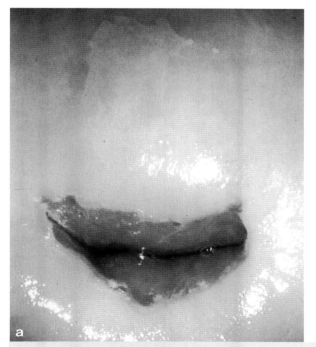

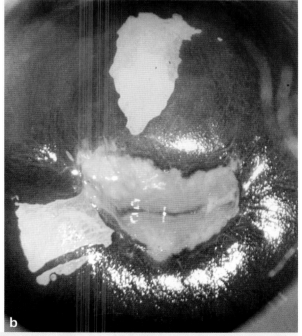

图 6.84 (a) 只有在颜色上的细微差别提示在原始鳞状上皮内出现病变。这种病变在常规阴道镜检查中很容易被忽略。(b) 应用碘液后，明亮的黄色区域很突出。有另一种黄色病变，在 (a) 中很难辨认。组织学结果提示为化生上皮。

珍珠白外观外，它们还可产生一种非特异性的碘阳性镶嵌图案（在碘试验之前）。在这种情况下，碘试验 (Schiller 试验) 的结果会有更多意外的发现 (图 6.98a、b)。

经验丰富的阴道镜医师会遇到这种情况，即在正常的子宫颈和阴道表面均匀地布满了无数白点 (图 6.99，6.100)。这些白点是伸长的间质乳头，它们穿透于一些结构不规则但富含糖原的上皮细胞中，是由于 HPV 感染所致。Meisels 等人将其称为湿疣性阴道炎。

6.3.4 炎症

阴道的弥漫性炎症具有非特异性的阴道镜外观。随着基质出现的斑片状炎性浸润伴毛细血管扩张，使得局部出现灶性病变的外观很有意义。当这些病灶变得更大和分布随意时，诊断就会越困难。

滴虫感染会产生典型的泡沫样白带。当擦去这些分泌物后会暴露许多覆盖于宫颈上的红斑 (图 6.101a)。炎性病灶在形态和分布上各不相同。使用醋酸后，先前的红色区域变白，鳞状上皮会因炎症而变得松散 (图 6.101b)。被破坏的上皮细胞会释放糖原，结果不能再被碘着色。宫颈炎性病变碘染后（碘试验）的典型表现是出现豹纹样改变 (图 6.102)，并明确了原本界限不清的病灶范围，否则可能被误认为是更严重的病变。

斑片状阴道炎 (草莓样宫颈) 具有独特的阴道镜表现，其特征是均匀排列的直径约几毫米的多个红色斑点。通常是由于感染了阴道毛滴虫 (图 6.103a) 引起的。涂碘后炎症区域呈碘阴性，边缘模糊 (图 6.103b)。在感染严重的情况下，阴道也会被波及。

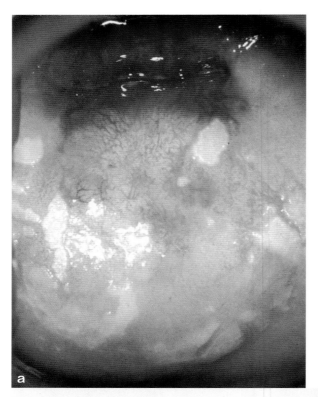
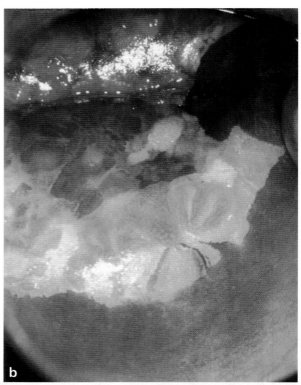

图 6.85　(a) 血管转化区的角化。(b) 血管上皮碘染后着色明显；同时还存在一个界限清晰的非可疑碘黄染区。组织学提示为 HSIL(CIN 3)。

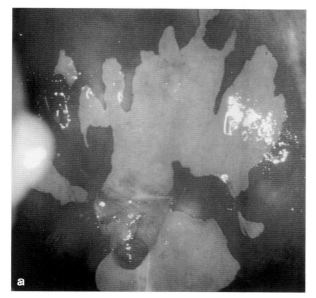

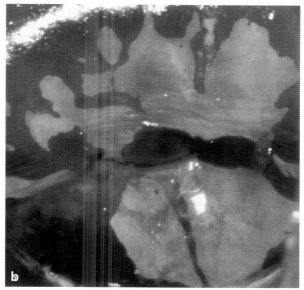

图 6.86　(a~c) 多种形状的碘染黄色区域。这些轮廓在 5 年内保持不变。

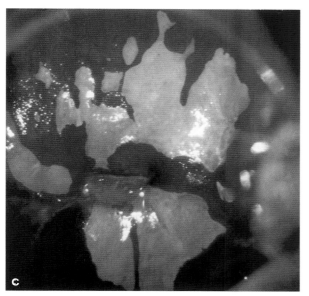

6.3.5 息肉

息肉在阴道镜下很容易看到，即使位于距离宫颈口较远的颈管内。阴道镜的目的是通过检查来评估其有无异型性。位置较高的息肉只能由柱状上皮组成，在这种情况下会看到典型的葡萄状外观。更常见的是，息肉表面被平滑的鳞状上皮所覆盖 (图 6.104~6.109)。如果这种来源于组织化生的鳞状上皮的成熟度不统一，那么各个不同区域

之间的界限就很明显 (图 6.105，6.106)。少数情况下，这些鳞状上皮表现出非典型性。在这种情况下，阴道镜的变化与宫颈其他部位发生非典型病变时一致。息肉可以单发或多发，并可以从转化区的异位组织发生 (图 6.104，6.106，6.107)，也可以从宫颈其他部位发生 (图 6.108，6.109)。有时子宫内膜癌可以表现为一个脱出于宫颈口的出血性息肉样肿物 (图 6.110)。图 6.111 显示了一个即将

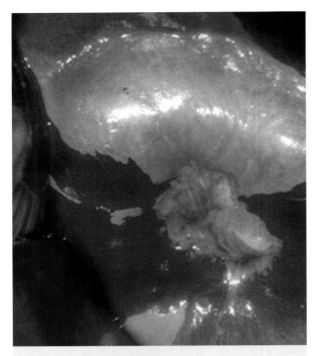

图 6.87 碘染后的先天性转化区。

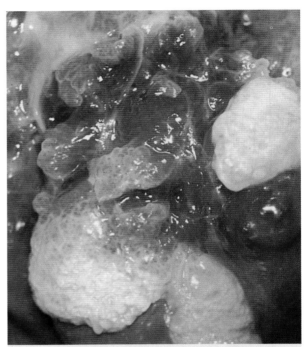

图 6.88 宫颈外口的多发性湿疣。只有湿疣的尖端显示高度角化。

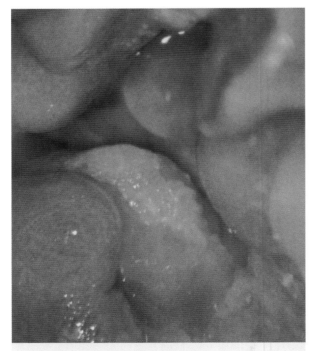

图 6.89 宫颈外口裂伤。注意在裂隙处微微隆起的细小的乳头状湿疣，肉眼不易发现。

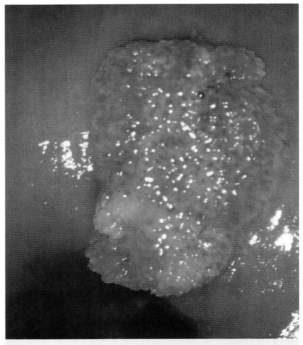

图 6.90 在宫颈前唇上近宫颈外口细小的乳头状突起，为人乳头状瘤病毒 16 阳性的孤立湿疣病灶。组织学提示为非异型性湿疣。

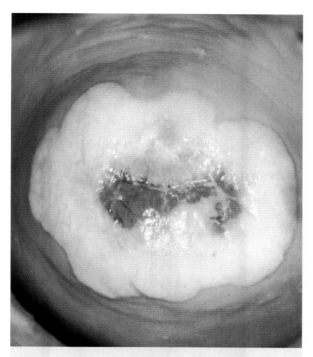

图 6.91 湿疣伴明显角化。角化层的厚度太厚，只保留了左侧表面的局部裂隙。

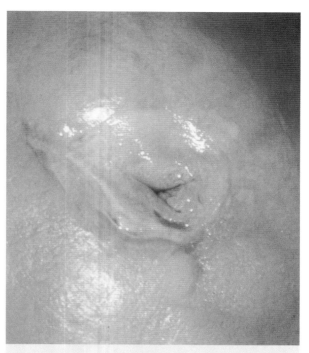

图 6.92 围绕宫颈外口周围有明显角化的扁平湿疣。注意特征性珍珠样的平滑表面。

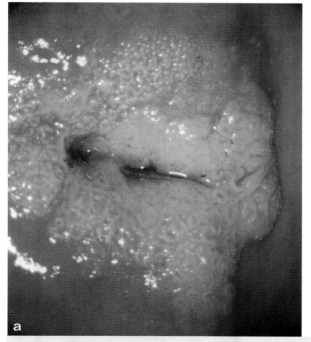

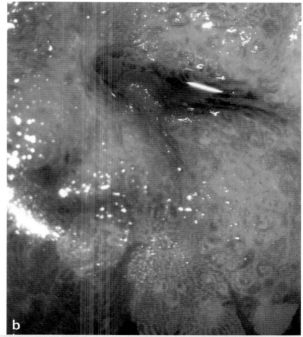

图 6.93 **(a)** 在宫颈外口周围及宫颈管下段的扁平到明显隆起的湿疣（为图 6.84 患者 6 个月后）。**(b)** 碘染（Schiller 试验）显示典型的斑片状棕色区域，提示湿疣内含有糖原。组织学结果提示为低级别上皮内病变 LSIL（CIN 1）伴挖空细胞。

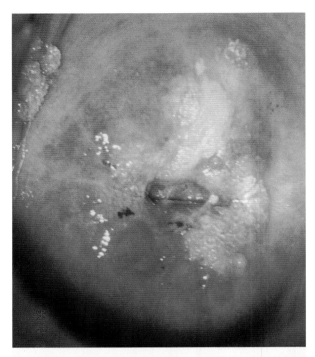

图 6.94　HIV 阳性患者宫颈外口周围的扁平湿疣。表面大部分是细颗粒状的，一些区域是光滑的。子宫颈和阴道有小的湿疣状病变（HPV16 型阳性）。

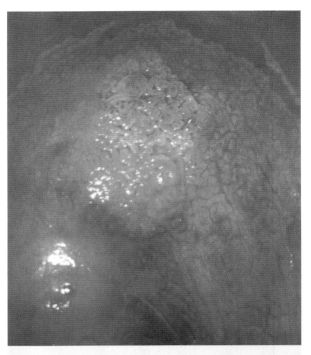

图 6.95　在镶嵌内部的扁平、细小乳头状湿疣赘生物。镶嵌为 HPV16 阳性；组织学结果提示为低级别上皮内病变（CIN 1）。

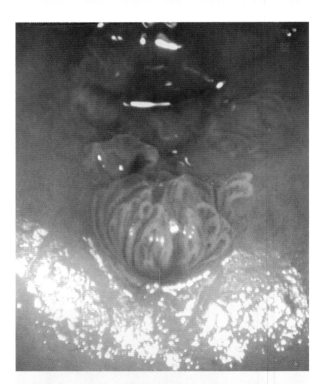

图 6.96　以手指状突起伴轻微角化为特征的尖锐湿疣。

脱出宫颈口的子宫肌瘤。

6.3.6 锥切术后改变

宫颈锥切术后，创面慢慢长平，表面覆盖正常的鳞状上皮，鳞柱交界重新回到宫颈外口。偶尔会有锥切后的瘢痕明显突出于残留的子宫颈上（图 6.112a），可能会被误认为其他异常。然而涂碘（Schiller 试验）后可疑区域会像宫颈其他部位一样被碘染为棕色（图 6.112b），任何颜色上的细微差别都是由于上皮下的瘢痕组织造成的，这是一个宫颈间质如何影响阴道镜外观的很好的例子。一般宫颈锥切术后 6 周，宫颈瘢痕形成最广泛（图 6.113）。

通常认为，宫颈利普刀锥切术和冷刀锥切术后的变化是一样的。使用正确的技术，可使整个鳞柱交界变得可见，这有助于后续的阴道镜检查（图 6.114，6.115）。激光气化技术具有良好的创面美容效果。

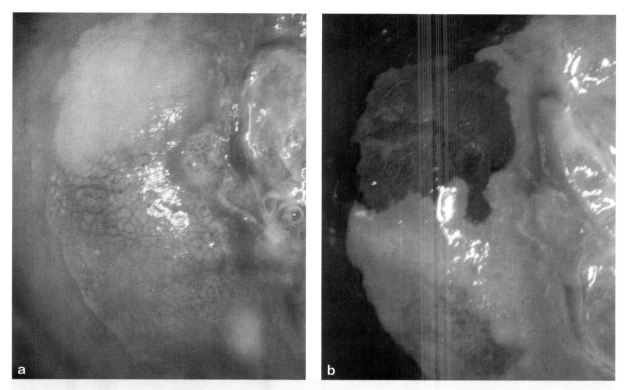

图 6.97　(a) 病灶表面显示出珍珠母般的光泽，同时也显示出细小的镶嵌和点状血管。组织学上，白色区域与扁平湿疣相关，镶嵌显示低级别上皮内病变 LSIL（CIN 1）。(b) 碘染后（Schiller 试验即碘试验），之前的白色病变显示出碘染色阳性的镶嵌。组织学结果提示为扁平湿疣。在碘试验前清晰可见的镶嵌和点状血管，碘染后不着色。结构较少的区域为浅棕色。

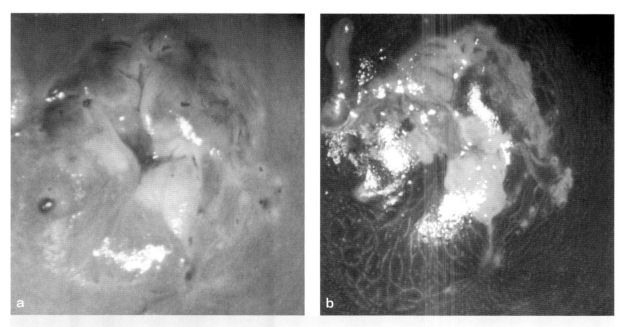

图 6.98　(a) 宫颈外口周围的有光泽的珍珠样的病变。白色上皮为高级别上皮内病变 HSIL 伴挖空细胞。(b) 碘试验显示其他病变及它下面的细小碘试验阳性镶嵌。

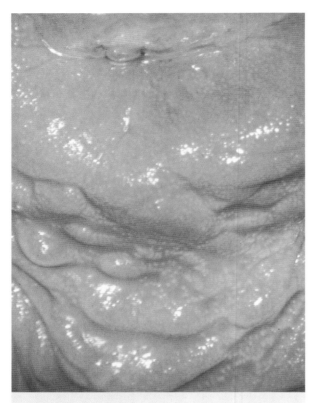

图 6.99　湿疣性阴道炎。宫颈及阴道显示有大量的白色斑点。

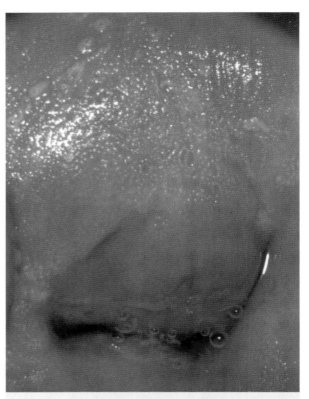

图 6.100　湿疣性阴道炎。在颗粒区域内可见局限的、略微隆起的湿疣。

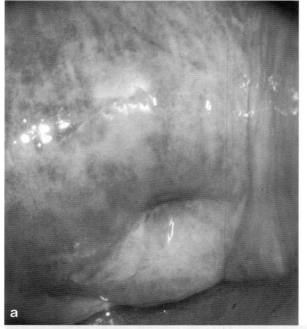

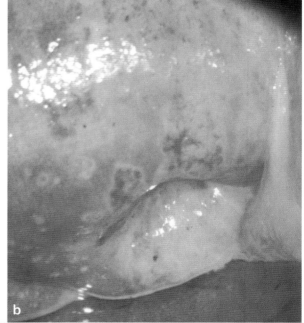

图 6.101　(a) 由于滴虫感染所致的子宫颈的不规则红点。(b) 应用醋酸后，发炎的部位一定程度上变白，且边界是模糊的。

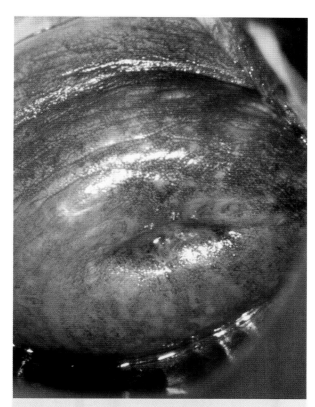

图 6.102 在应用碘液后（Schiller 试验），发炎区域的边缘看起来很模糊。

对于宫颈锥切术未能完全切除的残留病灶，可在日后对重建的宫颈的阴道镜随访中发现（图6.116）。Sturmdorf 缝合术对于锥切术后伤口的止血已过时，不仅仅因为它的美容效果差。

6.3.7 脱垂后改变

脱垂导致宫颈鳞状上皮和部分阴道外露。含糖原的鳞状上皮发生改变，并且呈现皮肤样外观。组织学显示为棘皮病和角化过度。这一过程证明，非角质化的含糖原上皮可以根据需求而变得像表皮一样，即所谓的表皮化。在阴道镜下，更常见到的是化生上皮的再生形式，即从界限清晰的区域经化生而来的上皮，这具有重要的阴道镜检查意义。反应型和再生型之间的重要区别是前者具有可逆性，即停止刺激后（如脱垂减轻后），上皮还能恢复原状。相反，边界清晰的再生型化生上皮将保持其位置

和轮廓永久不变（无论外来刺激停止与否）。因此，再生型的化生上皮是异常的，就这一点来说更像是一种慢性皮肤病。

表皮化的子宫颈在阴道镜下看，从颜色到皱褶的表面轮廓都与皮肤相似（图 6.117）。即使肉眼也很容易看出这种上皮更加坚硬。脱垂最常见的并发症是外露的宫颈或阴道部分被挤压而造成的溃疡。去除这些表面的溃疡后，会发现它们的基底部较平整，通常颜色很红（图6.118），但如果合并严重感染，则可能呈现肮脏的灰色。由脱垂引起的单纯性溃疡不应与伴有子宫阴道脱垂的子宫颈癌相混淆（图 6.119）。

6.3.8 子宫内膜异位症、瘘管和解剖异常现象

宫颈的子宫内膜异位症较为罕见（图6.120）。一般阴道后穹隆最容易受累（图6.121）。子宫内膜异位症病灶可表现为透过上皮闪闪发光的紫蓝色斑点，在月经期前最易见到，而在月经的增殖期可完全消失。瘘管可在手术后或下生殖道放射治疗后偶尔出现。

瘘管（图 6.122）和解剖异常，例如中隔（图 6.123）有时也会被记录在阴道镜的检查结果中。

6.4 阴道镜结果的评估

阴道镜医生都想通过阴道镜所见来预测病变的组织学结果。就正常的原始鳞状上皮、异位或转化区而言，它们在阴道镜下是一目了然的；而当阴道镜结果出现异常时，这项任务就变得困难了，尤其是还需要判断良性或者瘤变的时候；遇到阴道镜下的正常和异常表现只有细微差别的时候，这就成为一项具有挑战性的工作了。

确定阴道镜结果是否具有恶性疾病的特征性表现是非常重要的。临床中，阴道镜医生必须区分以下两种类型：可疑病变和非可疑病

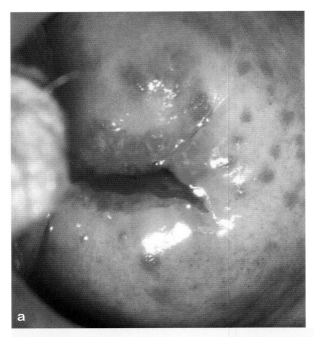
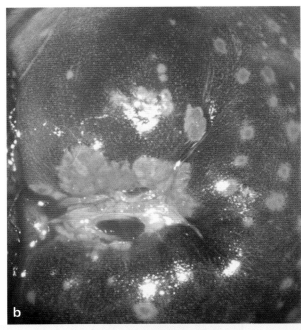

图 6.103 (a) 斑片状阴道炎（草莓样宫颈）。宫颈和阴道周围的许多圆形斑点是由于细胞浸润引起的。(b)Schiller 试验后，发炎的区域不易区分，并被分离提示为所谓的湿疣性阴道炎。

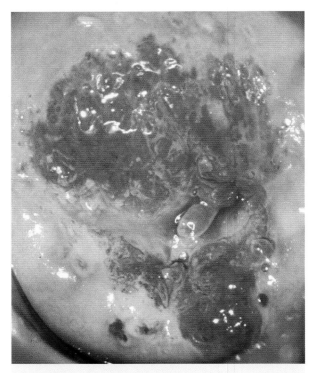
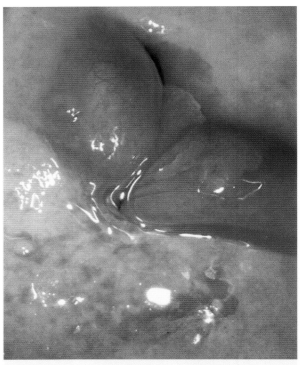

图 6.104 转化区内的宫颈息肉。息肉表面被覆化生的鳞状上皮。

图 6.105 化生后的子宫颈管息肉。在一个息肉中成熟的纳氏囊肿。最下面的息肉表明，化生过程是在独立的、明确的区域中发展起来的。

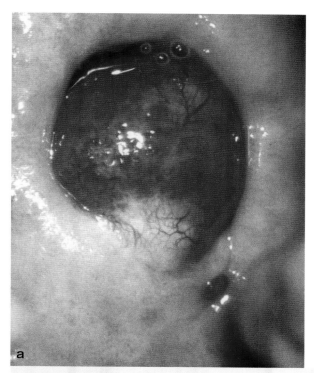

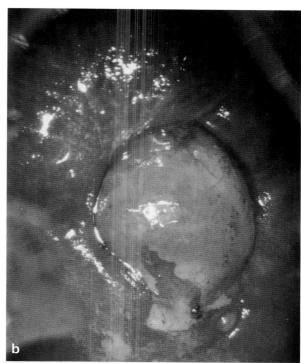

图 6.106　(a) 与纳氏囊肿相对应的基底宽广的息肉状结构。(b) 碘染后，宫颈被染为褐色而纳氏囊肿被染为黄色。

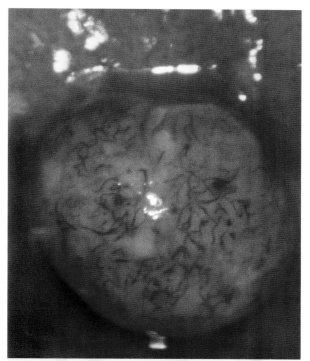

图 6.107　纳氏囊肿表面伴纤弱的血管。

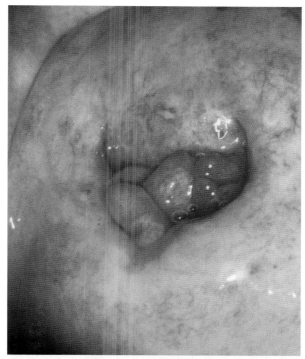

图 6.108　从萎缩的子宫颈产生的多发息肉。覆盖在息肉表面的化生上皮也出现在不同的区域。

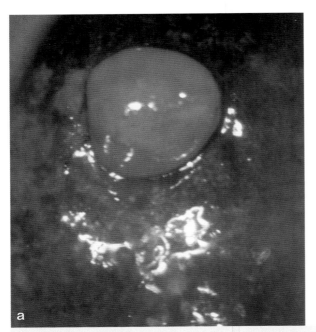

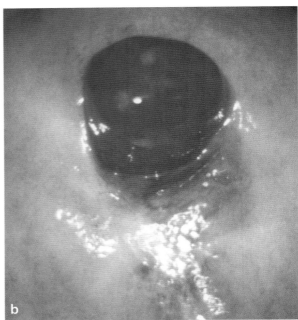

图 6.109 (a) 息肉突出于宫颈外口。表面光滑，起源不明。(b) 碘染后 (Schiller 试验)，子宫颈碘染是棕色的，而息肉则是黄色的。组织学结果提示为宫颈黏膜息肉伴化生上皮。

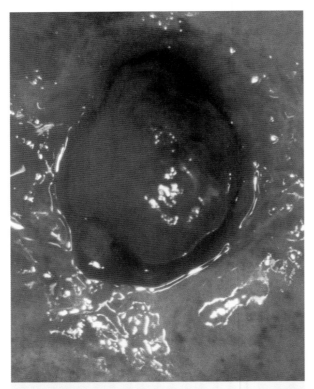

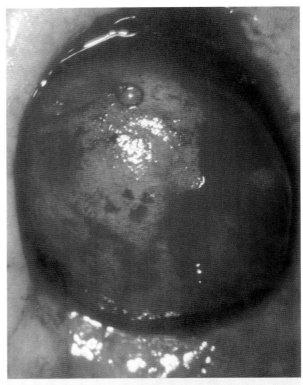

图 6.110 出血的息肉突出于宫颈管外。宫颈表面显示萎缩迹象。组织学结果提示为 G1 内膜癌。

图 6.111 即将出现的肌瘤。

变。随着经验的积累，阴道镜医生会越来越准确地区分这两者，从而降低活检数。可疑病变并不是异常结果的代名词，因为后者并不总是由癌前病变发展而来的。

6.4.1 良性上皮化生和鳞状上皮内瘤变

对阴道镜结果做出不同解释的原因是由于在临床工作中进行阴道镜检查的患者往往是宫颈涂片异常的患者。因为这些患者选择的特殊性，导致在大多数情况下会出现异常的阴道镜结果和与之相对应的组织学的非典型改变。而对于那些只把阴道镜作为一项常规检查的人来说则有不同看法，他们认为当阴道镜出现白斑、点状血管、镶嵌或醋白上皮等表现时，组织学结果提示为上皮化生的概率要比出现上皮不典型改变大得多。

化生上皮是一个"杰出的模仿者"，它多出现在转化区。化生过程可以出现正常的、成熟的化生鳞状上皮，不成熟的化生上皮或SIL。和表皮一样，化生上皮主要由棘细胞组成，且多有角化不全的表现。这对阴道镜诊断非常重要，因为化生上皮可以在界限分明的部位内发生。正常富含糖原的上皮也可以改变为弥漫性角化的化生上皮，如同脱垂脏器中见到的上皮。

如果出现的化生上皮是局限性的，则每个区域都会边界清晰，表面通常会显示出角化不全或角化过度。同时，化生上皮常常呈楔钉状，因为它经常被宫颈基质中的高柱状乳头结构再分割。这些楔形结构可以表现为孤岛状的柱状结构或交错的网状隆起。

化生上皮可出现在转化区，表现为白斑、点状血管、镶嵌或者醋白上皮等。

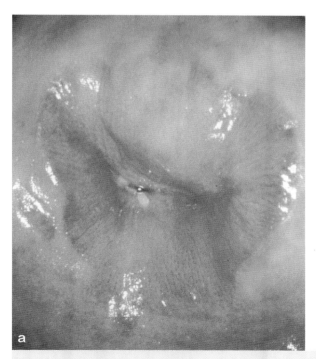
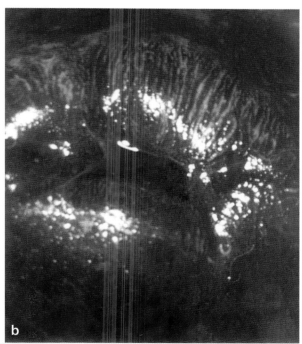

图 6.112 (a) 锥切术后 1 年的宫颈。切除部位显示瘢痕和细小血管。(b) 碘染色显示上皮细胞的一致性。浅黄色的条纹与瘢痕相关。

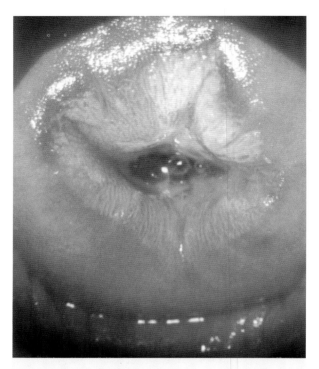

图 6.113　冷刀锥切术后 6 周的宫颈。瘢痕很明显。宫颈管内有一个小的息肉，鳞柱交界完全可见。

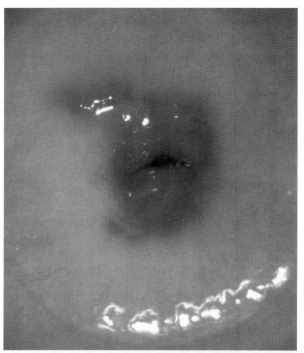

图 6.114　宫颈环切术后 6 周的宫颈。可见一个小瘢痕。鳞柱交界完全可见。

6.5 鉴别诊断标准

阴道镜结果的鉴别诊断基于以下一系列的特征：

- 清晰的边界
- 对醋酸的反应（醋白上皮）
- 表面轮廓
- 腺体开口的外观
- 血管的外观
- 表面积（大小）
- 异常结构的组合
- 涂碘后的反应（碘试验）
- 角化

6.5.1 锐利的边界

锐利的边界是阴道镜最重要的结果之一，但往往在阴道镜结果和病理结果的描述中被低估了特征性的价值。几乎所有重大病变在阴道镜下均可见到锐利清晰的边界。这样的边界也可见于宫颈大范围的病变，尤其是涂碘后（Schiller 试验）。

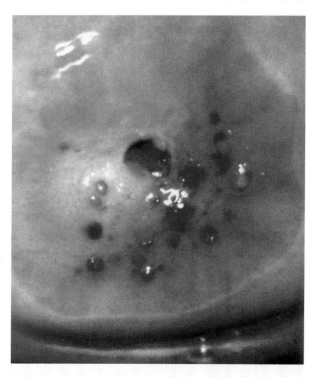

图 6.115　宫颈环切术后 6 周的宫颈。在 3 钟点到 7 钟点之间的宫颈外口可见轻微的瘢痕。宫颈腺体无可疑血管。

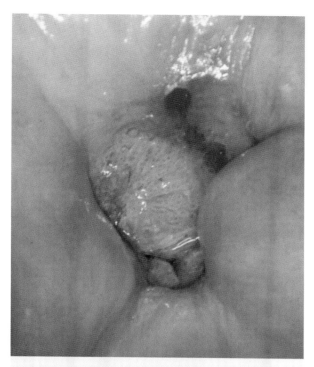

图 6.116　不完整切除宫颈高级别上皮内病变(CIN 3)后的宫颈。注意在瘢痕组织中，在残留的发育异常上皮中可见粗大的点状血管区域。

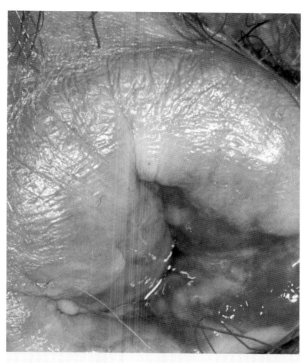

图 6.117　子宫阴道脱垂的角化。宫颈阴道部上皮如同起皱纹的皮肤。

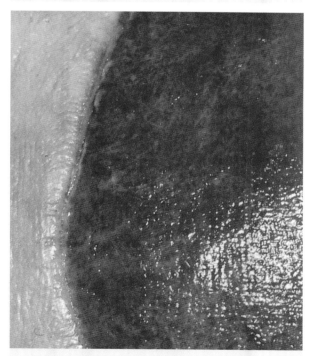

图 6.118　溃疡与子宫阴道脱垂有关。注意典型的平坦表面和穿凿样的边缘。

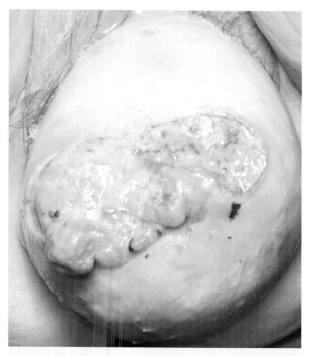

图 6.119　子宫阴道脱垂患者的大的宫颈癌。

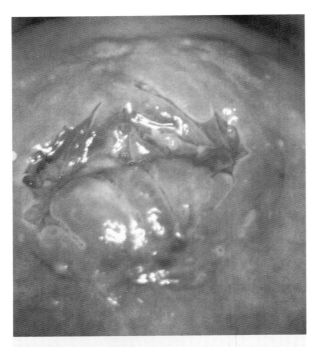

图 6.120　在宫颈前唇转化区的 2 点位置可见小的蓝色子宫内膜异位症病灶，仍然可以辨认出外翻的皱褶。

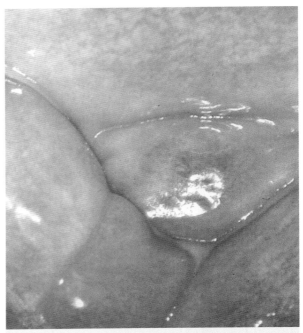

图 6.121　在月经周期的第 24 天，一位 38 岁女性后穹隆内的蓝色子宫内膜异位沉积。

所有界限清楚的上皮细胞都是通过转化形成的。而反应性变化，如炎症，通常呈弥漫性。清晰的边界常常可以通过单纯的阴道镜检查来识别。不论在何种情况下，它们均在使用醋酸或碘作用后变得更明显（图 6.124）。与点状血管和镶嵌不同，锐利的边界总是界限非常明显，而由于炎症等引起的点状血管和由于血管随机排列引起的镶嵌则具有模糊的边界。在大多数情况下，单凭"锐利的边界"这一个指标就可以区分阴道镜下的重要病变和非特异性病变。然而这一特性却不能用来区分宫颈的化生上皮和 SIL，因为两者均具有清晰的边界。

6.5.2 醋酸反应（醋白上皮）

应用醋酸可以通过去除表面黏液而使得阴道镜下的病变更清楚。醋酸可以引起 SIL 肿胀，是因为其细胞间的黏附性差的缘故。同时，上皮的颜色会由红色变为白色。如果该病变显示有点状血管或镶嵌，则其白色区域会投射于宫颈表面上。血管结构仍保持红色，从而可以更

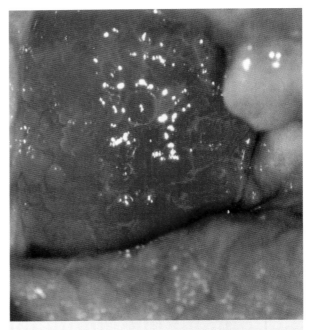

图 6.122　宫颈癌初始放射治疗后的膀胱阴道瘘。膀胱黏膜在没有醋酸的作用下是红色和葡萄状的。

好地做对比。非典型的转化区除了腺体开口外仍然是无固定结构的，从而显示出一个白色的

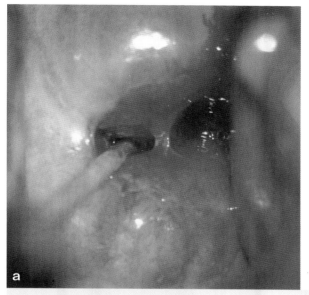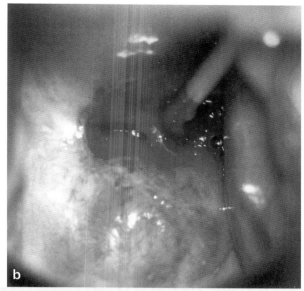

图 6.123 宫颈的转化区被中隔分开。探针在宫颈管左侧 (a) 及右侧 (b) 部分。

表面（图 6.33）。如果没有镶嵌或点状血管的存在，这个特征被称为"白色上皮"。上皮细胞的黏附性与其分化程度成正比，醋酸对未分化上皮细胞的影响最大。因此，其对轻度异型上皮细胞的影响就明显低于 HSIL（图 6.125，6.126）。对于湿疣类疾病，尤其是扁平湿疣，多表现出特有的白色珍珠母样的光泽和颜色（图 6.91，6.93a）。

6.5.3 表面轮廓

由化生上皮产生的点状血管和镶嵌像一个精致的素描画，圆点小而线条细。点与点之间的距离不太大，线与线之间的面积也小而规则。这些特征在使用醋酸后变得更加明显（图 6.127），但并不向表面投影。在 HSIL 的典型病例中，由 SIL 引起的点状血管可以表现为突起的乳头（图 6.128），而镶嵌的线条则表现为粗大的脊（图 6.126）。与化生上皮相比，这些由 SIL 引起的点（或乳头）更广泛地分离。同样，由于镶嵌导致的鹅卵石样上皮也更粗大。应用醋酸后，这些结构更加突出，并在表面凸起。对于比较明确的病例，很容易鉴别细小还是粗

大的镶嵌或点状血管。但在粗大和细小两个极端之间还有一系列的表现，对它们准确的分类取决于对诊断标准的掌握。

扁平湿疣，性质多为良性，也可以表现出粗大的点状血管和镶嵌，且具有不规则表面形态（图 6.129）。珍珠色的表面可以帮助其区别于 HSIL，后者的表面呈特征性的不透明色。因为扁平湿疣常同时伴有乳头状湿疣或尖锐湿疣，故是否具有一个或多个刺状突起在病灶表面或者病灶附近就成为一个有用的诊断特征。

6.5.4 袖口样腺开口

腺体开口的存在是识别转化区的标志。它们是柱状上皮已被鳞状上皮取代在视觉上的证据。化生通常局限于腺体开口的边缘，使腺口张开。化生也可累及腺体隐窝，使腺体开口完全内衬鳞状上皮。对于阴道镜检查来说，这种现象可以通过应用醋酸后出现白色的袖口样结构来证实（图 6.19）。与正常上皮和化生上皮相比（图 6.19，6.23），HSIL 的腺上皮在应用醋酸后显得更宽大也更明显（图 6.33），被称为"袖口样腺开口"。

6.5.5 血管

多年来，血管形态一直备受重视。血管的性质是一个重要的诊断特征。在生育年龄，处于分化好的鳞状上皮下的血管并不总能看到。血管的形态可以被炎症加强，也可以因其上覆盖的上皮细胞变薄而变得更明显，并且它还是局限性上皮病变的一个显著阴道镜特点。

对血管的检查最好在阴道镜检查的开始进行。因为醋酸能收缩血管到几乎消失的程度（图6.27）。一个绿色的滤光镜，它可过滤红光，使得血管颜色变黑，从而增强血管的外观。和其他结果一样，我们可以区分不同的血管形态。

6.5.6 非可疑的血管形态

血管的走行和分叉是规则的，但管径逐渐变细。常规终端毛细血管襻之间的距离，即所谓的毛细血管间距，是正常的（图6.130a~f）。这些血管的分布通常是弥漫性的，并且不会出现在明显局限的病变中。当宫颈出现斑片状外观时，非可疑血管的存在是弥漫性炎症的特征性表现。在更高的倍镜下，毛细血管环呈发夹状，或者呈逗号状（当没有看到完整的全貌时）。

如果炎症病灶没有常规消散开则可能增加诊断的难度，就像阴道炎中可见到的黄色斑块，其在尺寸和分布上多有变化（图6.101）。在这种病变中血管可以非常清晰地显示出来，如呈叉状或鹿角状；但其毛细血管间距仍然是正常的，它们在外观上可以类似点状血管。这些病变不容易局限在一起，这一特征在涂碘后显得尤为明显。

在萎缩的绝经后鳞状上皮中可以见到独特的排列整齐且细密的血管网状结构（图6.131）。

正常转化区血管网中的个别血管往往较长且有分叉，在血管走形或口径上也没有突然的改变。当血管有分支时则其管径变小。纳氏囊肿中的血管呈正常形态。穿过这些微黄色结构的长血管相对较大，呈规则分支，且管径逐渐

减小（图6.132）。这些血管的特征是如此分明，甚至可以通过它们来预测某些位于宫颈深部或表面看不到的纳氏囊肿的存在（图6.133）。

6.5.7 可疑的血管形态

异型性的首要表现就是在边界清晰的区域内出现异常的血管（特别是涂碘后）（图6.130g，h）。在点状血管内可见血管形态从细小到粗大，呈发夹状、逗点状或弯曲状（螺旋形）的，但仍规律分布。在这种情况下，血管外观显示出很大的变化与不同。与化生上皮相关的点状血管多细致规整，其毛细血管间距没有增加（图6.133）。而与SIL相关的点状血管多呈粗大的弯曲状（螺旋形）或逗点状，伴杂乱无章的分支和不同的管径，同时毛细血管间距增加（图6.134~6.136）。

类似这样的表面多样性也出现在不同的镶嵌形态中。与化生上皮相关的细镶嵌图案，是由细而红色的脊均匀切割宫颈后形成的小而均匀的上皮区产生的（图6.127）。而在粗镶嵌中，此分割线更明显，生成的上皮区域也更大、更不规则（图6.126）。

即使是相对规则且基本平行的血管，当它们出现管径变宽（与图6.131，6.137相比较）或管径突然变化（图6.134）时也是值得怀疑的。有时候血管形态会类似镶嵌样，然而仔细检查后会发现，在这些情况下血管出现树枝状分支和管径逐渐变细，还可见于边界不清的区域（图6.130f）。

异型血管

2011年阴道镜术语中把异型血管作为一个独立的诊断名词。异型血管显示形态的完全不规则和分配的完全随机，同时其管径的变化极大，且血管走形和方向上常常突然变化，形成锐角（图6.130i~k）。其毛细血管的间距增加并趋于变化（图6.138）。高度的异型血管是浸润癌的特征性表现（图6.69b，6.139，6.140）。

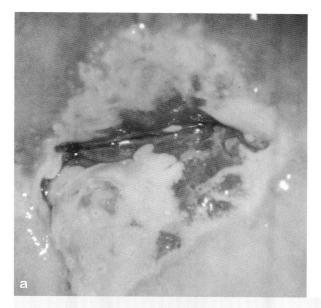

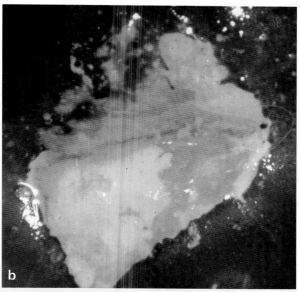

图 6.124 （a）应用 3% 醋酸后出现的浓厚醋白上皮。注意其均匀外观和袖口腺开口。（b）涂碘后可以看到，病灶局部呈典型的淡黄变色，伴有不连续的清晰而锐利的边界。在 9~12 点之间的位置，边缘相当模糊。该淡黄色区域组织学结果显示为 HSIL（CIN 3）。

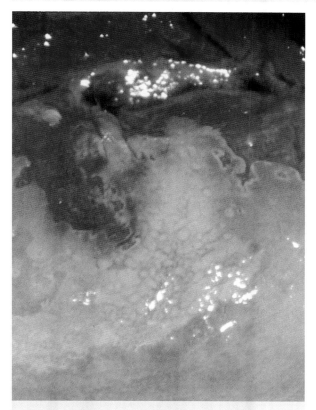

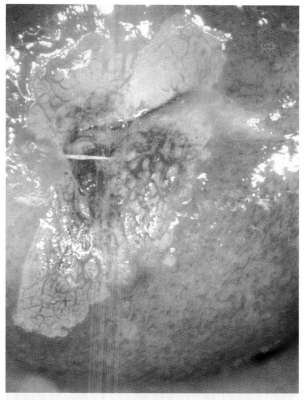

图 6.125 应用醋酸后出现的中度粗镶嵌和轻度表面轮廓加重。组织学结果提示为 HSIL（CIN 2）。

图 6.126 应用醋酸后可见粗镶嵌伴明显肿胀和突起的上皮。组织学结果提示为 HSIL（CIN 3）。

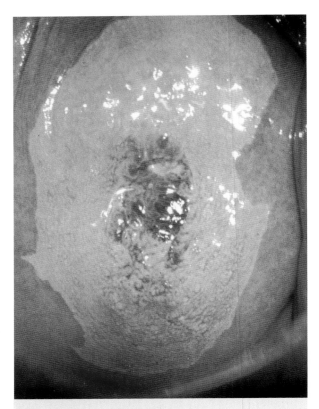

图 6.127　相当清楚的细镶嵌图。边界清晰的醋白上皮仍处于和周围上皮相同的平面中。组织学结果提示为化生上皮。

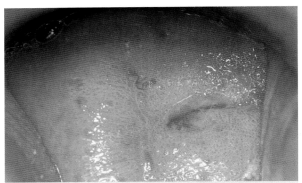

图 6.128　明显的乳头状点状血管。组织学结果提示为 HSIL（CIN 3）伴早期间质浸润（FIGO IA1 期）。

当形态扁平的病变显示有上述血管在局部聚集时，则应怀疑有微小浸润癌的可能（图 6.141）。

6.5.8 表面积（大小）

对宫颈锥切标本的形态学研究表明，SIL 病灶的表面大小随病变程度的增加而增加。因此，由早期浸润癌（ESI）引起的病变面积要大于 HSIL。以此类推，HSIL 的病灶面积要大于 LSIL。但这并不意味着 HSIL 病灶一定会大于病灶本身，只是由于前者更容易结合后者而使得其总面积更大。表面深度显著增加的早期浸润癌也多由于 LSIL 和 HSIL 的合并导致。而病灶大小和其浸润性之间有着直接的关系。

同样的结论也适用于阴道镜下的病变。阴道镜下可疑但面积偏小的病变多不具有重要的组织学意义，而阴道镜下高度可疑的病变常常对应的面积较广泛。通常见到的小病灶多是 LSIL 而不是 HSIL 或浸润癌。这一点与本书在第一章中详述的上皮内病变的评价原则并不矛盾。与此相反，不同的上皮细胞共存表明，病变的浸润潜能是通过它们的混杂存在而不是由一种类型向另一种转化而获得的。

这些描述不适用于化生上皮，通常化生上皮只涉及小面积病灶或覆盖整个宫颈口，也甚至成为阴道的一部分（如先天性转化区）。因此，单纯尺寸大小并不能作为诊断标准，而应该与其他诊断指标一起来考虑。如果后者显示非典型性，那么病灶面积越大就越可能发生癌变。这在 2011 年的系统命名法（见第五章）中已按照"病变大小"列入在内（以宫颈象限数或宫颈覆盖率表示）。

6.6 异常结果的组合

表 6.1 列出了锥切活检标本根据其在阴道镜下的不同表现发生 SIL 或微浸润癌的概率。可以看出，所有类型的不同结果中发生 SIL 或微浸润癌的概率均小于 50%；但如果发生了白斑、镶嵌或者点状血管的组合，则发生 SIL 或微浸润癌的机会上升到 80%。这些结果与临床观察到的现象完全一致，即宫颈严重病变均是由多种不同类型的上皮混杂而成，包括不同程度的非典型病变。

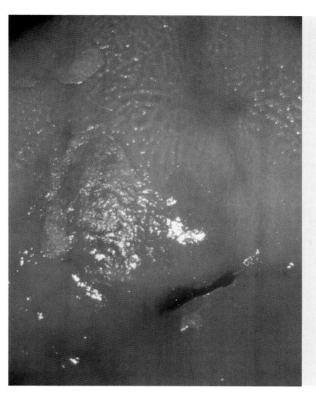

图 6.129　大量的扁平湿疣伴旋涡状的表面。在病变之间，有小的明显的角化区。

6.6.1 碘摄入

阴道镜的不同所见在碘染色强度上有明显不同（卢戈碘液，Schiller 试验）。同时，碘染色也明显强化了阴道镜下的病灶边界。对糖原的褐色或棕色着色减少了发生 SIL 或浸润癌的风险（图 6.142a、b）。一个碘完全不着色区可能包含柱状上皮或者薄的再生非特异性上皮。发育良好的化生上皮通常可以被特征性地染成均匀的淡黄色，且保持扁平状（图 6.143）。SIL 也可被染成淡黄色，但它多呈斑驳的淡黄色，表面也不光滑。如果在出现点状血管和镶嵌的情况下，表面轮廓仍然清晰可见，通常是上皮的不典型增生而不是化生，因为后者基本都是扁平状的。即使应用 Schiller 试验（碘试验）时也是如此。

6.6.2 角化

角化并不是一个特别有用的诊断标准。所有程度的角化（从轻度角化不全到明显的角化过度，两者出现在阴道镜下均为白斑）均可见于化生上皮和 SIL 中。然而轻度角化往往对应着化生上皮，而易脱落的薄片状角质常常提示着非典型性。

角蛋白层不仅掩盖了病灶的表面轮廓，而且掩盖了其边缘，抑制了醋酸的作用。碘吸收不足，使其表面呈淡黄色。如果角质层可被剥离，则其诊断的重要性可能会增加。临床上对于出现白斑的所有病例均应进行活检评估。

6.6.3 鉴别诊断标准的权重

本章所描述的诊断特征可以被不同程度地表达，可以单独或组合出现。某个特征越明显，则组合中所看到的该特征就越多，受怀疑程度也越高。初学者应该对病变有一定程度的怀疑，且需要通过活检作为学习过程的一部分来印证其发现。如果最初的宫颈涂片结果是阴性的，重复这项检查可以提高检查质量。随着实践的积累，阴道镜操作者们逐渐有信心去区分良恶性病变和可疑病变。然而单靠阴道镜还是不能可靠地鉴别所有宫颈上皮内病变。

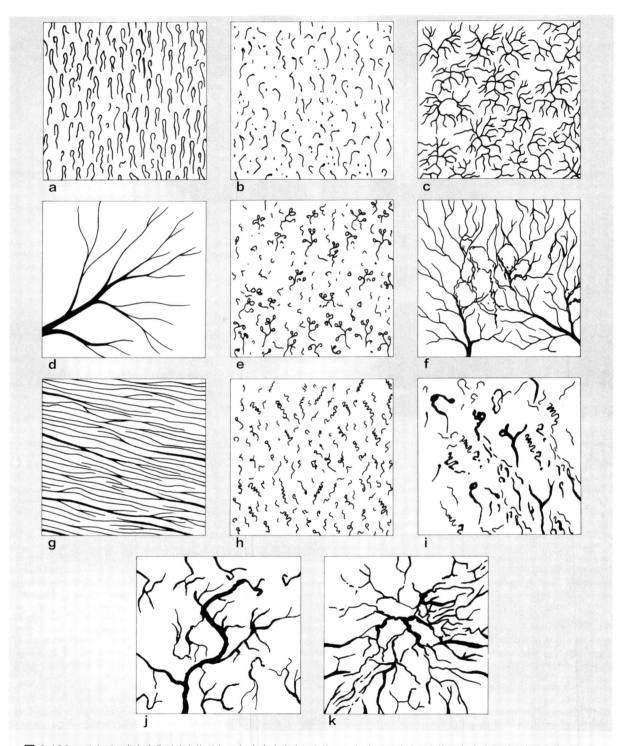

图 6.130　子宫颈正常和非典型的血管形态。（a）发夹状毛细血管环。（b）逗号状毛细血管。（c）有规则分支的血管。（d）长且有规律分支的血管树，管径逐渐减小。（e）鹿角状血管，特别是在炎症中出现。（f）常规的血管网，类似镶嵌。（g）长且并列走形的血管，伴血管口径的一些变化。（h）不规则的螺旋状血管，只有轻微的管径不同。（i）奇异、弯曲且不典型的血管，伴口径的显著变化。（j）口径、排列和方向突然变化的异型血管。（k）口径变化明显的不规则血管。

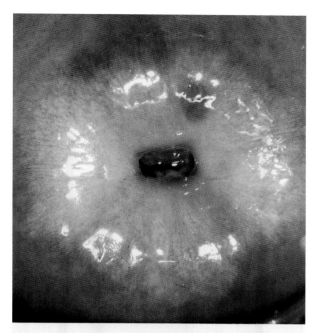

图 6.131　薄的萎缩的鳞状上皮内有细的放射状的血管网穿过。血管形态是非可疑的（与图 6.12 比较）。

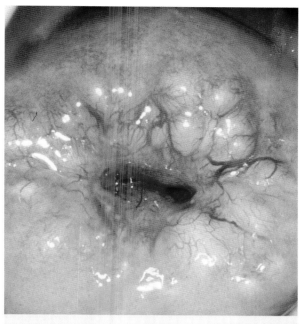

图 6.132　在宫颈纳氏囊肿表面可见典型的血管树穿过，注意其具有规则的分支。

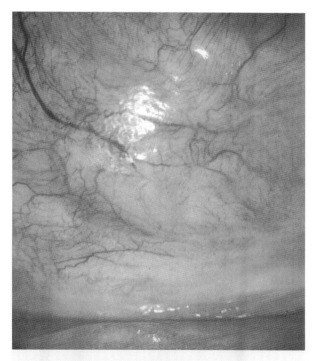

图 6.133　在一个位置较深的宫颈纳氏囊肿表面可见长且规则分支的血管。注意血管口径在逐渐减小。

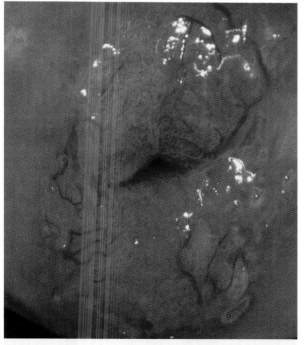

图 6.134　在宫颈白色上皮内可见长的可疑血管。血管管径略有变化，但血管走形有一些突变。组织学结果提示为 LSIL（CIN 1）伴挖空细胞。

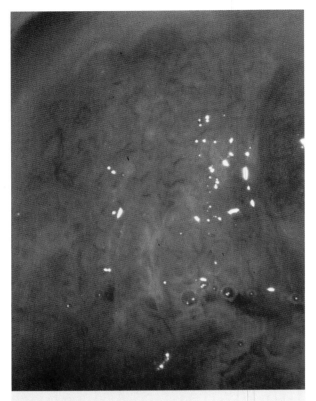

图 6.135　白色上皮中的可疑血管，组织学结果提示为 HSIL（CIN 3）。

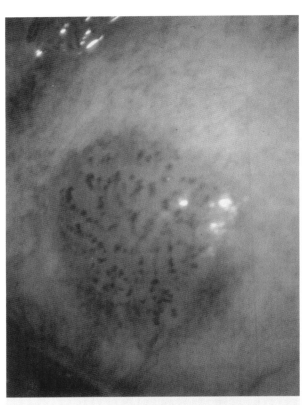

图 6.136　异型血管。粗的、迂曲的、逗点状或螺旋状的血管伴管径明显不同。毛细血管间距明显增加。组织学显示为早期间质浸润的 HSIL（FIGO IA1 期）。

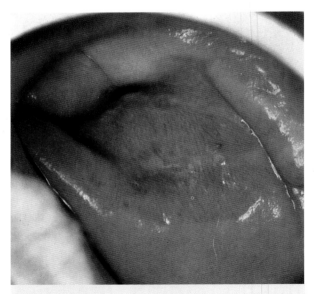

图 6.137　粗大且并行的血管口径变化极大，走形在宫颈浸润性鳞状细胞癌表面。

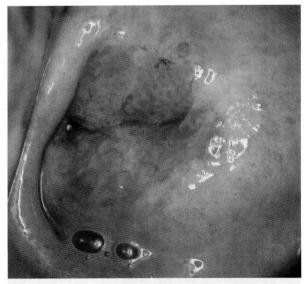

图 6.138　宫颈管鳞状细胞癌的边缘可见明显增粗且方向变化突然的异型血管。

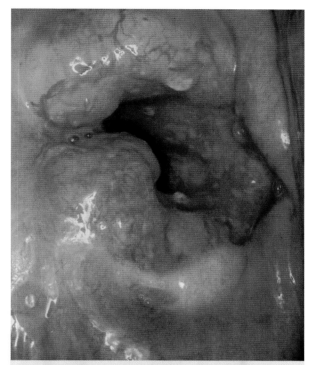

图 6.139　在部分外生型和部分内生型宫颈鳞状细胞癌的前唇上可见高度不典型的异型血管。注意其形态的完全不规则和宽度的巨大变化。

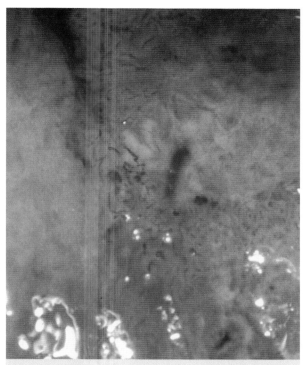

图 6.140　侵袭性鳞状细胞癌的各种异型血管。

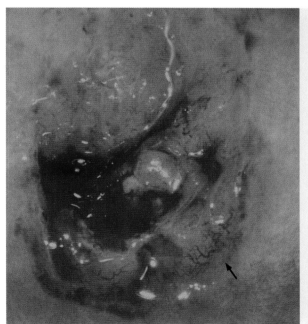

图 6.141　宫颈后唇微小癌灶表面的异型血管在局部聚集（箭头处）。

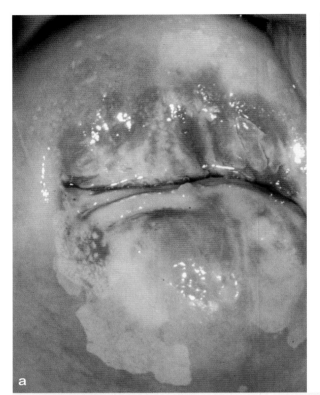
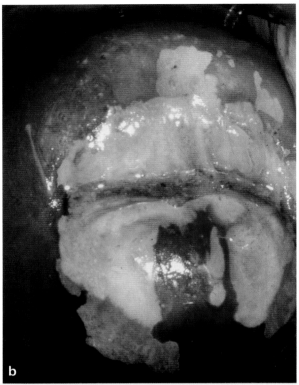

图 6.142 （a）涂醋酸后显示 6 点和 8 点之间隆起的病变，伴有斑驳的外观（所谓脊样隆起）。3 点和 6 点之间是醋白上皮的两个不同区域（即所谓的内边界的标志）。请注意 8 点到 9 点之间的中度粗镶嵌。（b）碘染色可以为一个复杂的阴道镜图像进行更详细的分析。在（a）图中呈现为褐色的区域可能是扁平湿疣，而后唇的棕色区域则代表完全成熟的转化鳞状上皮。同样在 12 点处清楚显色的碘染黄色区域也缘于化生上皮。剩下的黄色斑块则是 HSIL（CIN 3）。

表 6.1　118 例 SIL(CIN) 患者行宫颈锥切术后阴道镜结果与组织学结果对照

阴道镜结果	HSIL (CIN 2/3) 或者微浸润	LSIL (CIN 1)
非可疑的碘染黄色区	0%	6%
转化区内的镶嵌或点状血管	76%	4%
转化区外的镶嵌或点状血管	20%	9%
醋白上皮	76%	4%
白斑	30%	8%

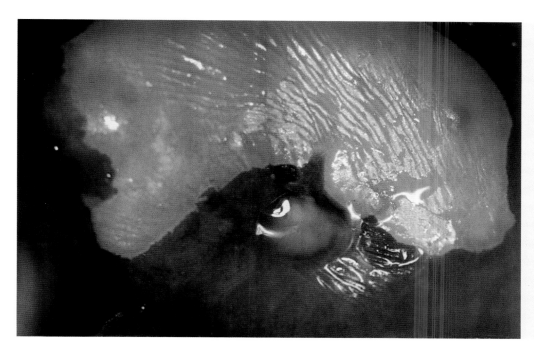

图 6.143　化生鳞状上皮出现的边界清晰且表面光滑的碘染黄色区域。

参考文献

Bornstein J, Bentley J, Bösze P, et al. 2011 colposcopic terminology of the International Federation for Cervical Pathology and Colposcopy. Obstet Gynecol 2012;120(1):166–172

Fritsch H, Hoermann R, Bitsche M, Pechriggl E, Reich O. Development of epithelial and mesenchymal regionalization of the human fetal utero-vaginal anlagen. J Anat 2013;222(4):462–472

Girardi F. The topography of abnormal colposcopy findings. Cervix 1993;11:45–52

Meisels A, Fortin R, Roy M. Condylomatous lesions of the cervix. II. Cytologic, coplposcopic and histopathologic study. Acta Cytol 1977;21:379-390

Wright VC. Colposcopy of adenocarcinoma in situ and adenocarcinoma of the uterine cervix: differentiation from other cervical lesions. J Low Genit Tract Dis 1999;3(2):83–97

第 7 章
妊娠期的阴道镜检查

7

　　如果患者近期没有做过妇科检查，一旦怀孕则建议在妊娠早期进行一次妇科检查，应包括巴氏涂片和阴道镜检查。妊娠期诊断的宫颈癌（通常发生在没有规范妇科查体的女性）现在已不常见了。

　　妊娠期阴道镜下最突出的改变是宫颈血管在大小和数量上的明显增加，导致宫颈充血；同时基质软化和水肿，使得宫颈显得肥大。宫颈管黏膜增生，柱状细胞的增殖导致腺隐窝明显增大，以及大量的裂隙和隧道形成。宫颈管黏膜由于深入扩展到基质，故而变得非常柔软。最终结果是在宫颈腺体区形成一个蜂巢样的外观。

　　妊娠期的另一个特征性变化是基质的蜕膜反应。它可以局限于某个部位，也可以相当广泛，有时会产生息肉样病变（称为蜕膜息肉）（图 7.1 ~ 7.3）。

　　在妊娠期间宫颈外口完全被鳞状上皮覆盖

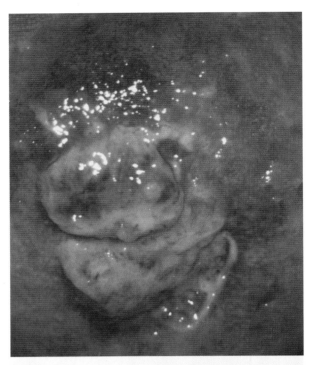

图 7.1　第 3 次妊娠，孕 20 周。蜕膜化。宫颈外口有灰色的实性组织形成，其表面有纤维蛋白覆盖，而不是上皮组织。组织学结果提示为间质蜕膜反应。

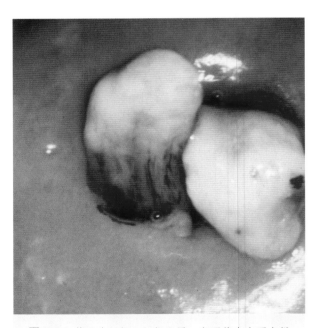

图 7.2　第 2 次妊娠，妊娠 8 周。宫颈管内有两个蜕膜息肉。它们的表面布满了纤维蛋白，使上皮变得模糊不清。注意血管形态，这是典型的蜕膜息肉的血管。

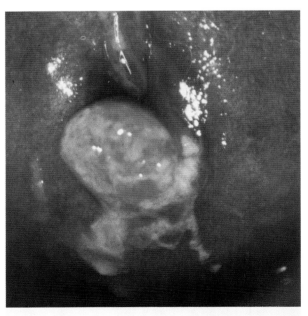

图 7.3　第 2 次妊娠，孕 16 周，宫颈管的蜕膜息肉。宫颈呈铁青色。

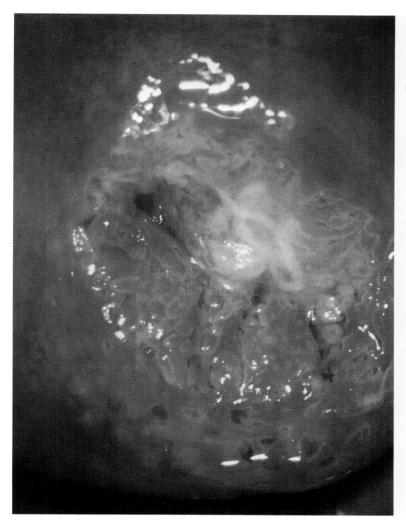

图 **7.4**　第 3 次妊娠，孕 17 周。外移的宫颈组织伴粗糙的表面纹理和较深的纵向折叠。在后唇，转化已经完成，伴腺体开口和小纳氏囊肿闪闪发光地贯穿其中。整个宫颈黏膜呈铁青色。宫颈外口呈现妊娠期典型的颗粒状并伴有白色线状黏液栓。

的现象没有多少改变。然而有时候怀孕的女性可以出现宫颈外翻的表现，或由于妊娠后宫颈体积增大从而导致之前存在的外翻在大小上有所增加（妊娠期过后这种情况不会再发生）。在怀孕晚期如果使用窥器检查，也可导致宫颈前后唇外翻的假象出现。

　　宫颈黏液在怀孕期间发生特征性变化，变得黏稠而混浊，发白或淡黄，并包含线状或颗粒状物（图 7.4，7.5）。黏液较非孕期更难以（用醋酸）去除。

　　除了如蜕膜息肉（图 7.1）外，妊娠期的阴道镜检查并无特别的表现。妊娠期的这些变化与第 6 章中描述的变化相同，这同样适用于反应性改变、炎症和感染。

　　过去一直有关于是否鳞状上皮内病变（SIL，也称为宫颈上皮内瘤变 CIN）在妊娠期会进一步发展而在产褥期后自然消退的激烈争论。当然，无论是否妊娠低级别鳞状上皮内病变（LSIL）都是可以自然消退的。但与此相反，大量研究已经表明，妊娠期发现的高级别鳞状上皮内病变（HSIL；CIN 3）并不会在产后自然消退。妊娠早期进行宫颈的系统检查已经发现持续存在的 HSIL（CIN 3）有惊人的高发病率。这些结果从流行病学的角度来看很有意义，提示了怀孕期间进行规范的妇科检查的重要性。

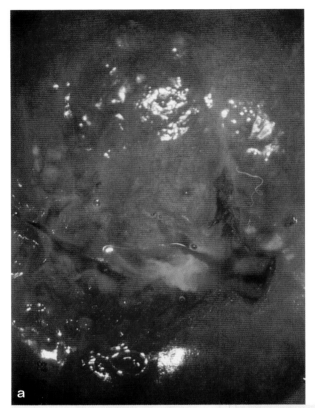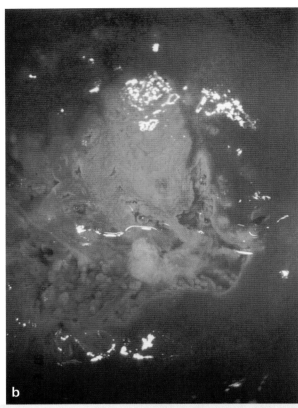

图7.5 （a）第2次妊娠，孕18周。在前唇有一个界限清楚的几乎无结构区，位于并不明显的转化区内。（b）涂醋酸后，在该区域出现了一些腺体开口和细小的镶嵌。组织学结果提示为化生上皮。

7.1 妊娠对阴道镜结果的影响

宫颈阴道部的黏膜变成铁青色是妊娠早期的改变之一，这种表现要早于超声和免疫学结果的出现。铁青色是由于盆腔器官的血流增加，尤其是静脉丛的血流增加。明显的液体潴留使子宫颈变成一个柔软的器官，并且随着妊娠的进展会变得更加柔软。当用阴道窥器检查时可以发现妊娠期宫颈的脆性增加，且更容易发生接触性出血，尤其是进行宫颈细胞学涂片或者活检的时候。

宫颈表面的铁青色和柔软性带来了妊娠期阴道镜检查的背景变化。与非妊娠状态相比，病变可能表现得更粗糙，甚至使某些良性病变呈现出癌前病变或可疑癌的表现（图7.5~7.9）。

这些变化在使用醋酸后变得尤为明显。

7.1.1 醋酸试验

阴道镜下的醋酸反应在妊娠期变得更明显，所以即使某些良性病变的醋白反应也显得很可疑（图7.5b，7.7，7.9b）。因此，对于醋酸的反应在妊娠期间变得难以判读。

7.1.2 碘试验

妊娠对碘试验的影响是使宫颈阴道部的鳞状上皮受到碘染色后呈现出更加浓重的棕黑色表现（图7.6b，7.10，7.11b）。碘试验对于已有醋白反应的区域出现不均匀或斑点样的碘染色意义尤其重大（图7.9c），因为这表明是湿疣病变而不是非典型增生。

在产后，特别是母乳喂养的产妇，阴道镜检查多显示宫颈和阴道上皮有碘不着色区域。

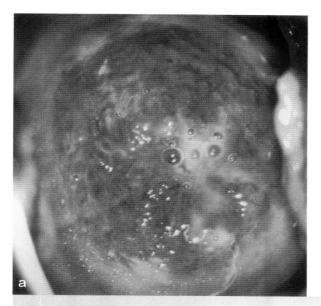
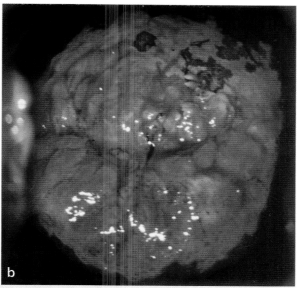

图 7.6　（**a**）第 2 次妊娠，孕 11 周。原有的官颈转化区（TZ）出现略微粗糙的表面和浓密的血管网，原始的官颈上皮呈现轻度铁青色。（**b**）涂碘后（Schiller 试验），鳞状上皮被染成深褐色，而在转化区内可见由成熟的、富含糖原的化生上皮组成的上皮岛。

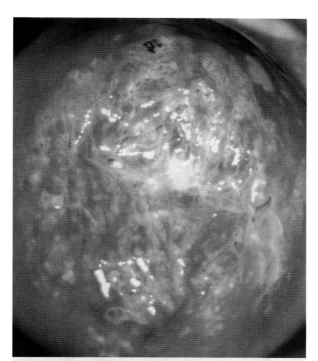

图 7.7　第 1 次妊娠，孕 8 周。转化区，伴醋白反应，隐约的腺体开口。12 点和 2 点之间有扁平湿疣。

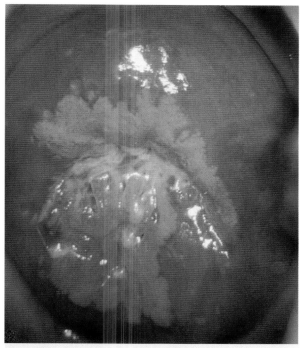

图 7.8　第 11 次妊娠，孕 11 周。涂醋酸后，可见伴细小镶嵌和点状血管的白色区域出现在转化区的前后唇上。略带铁青色的原始上皮边界清晰。组织学结果提示为化生上皮。

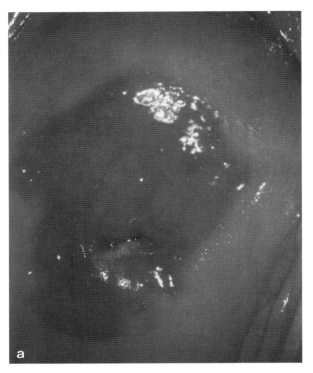

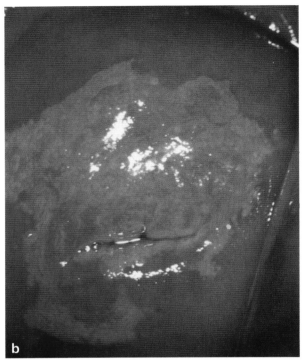

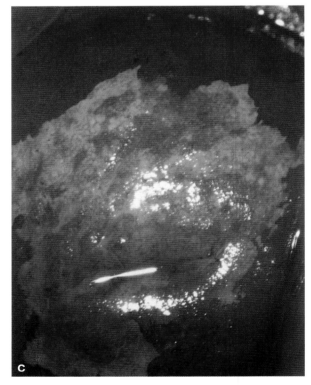

图 7.9 （a）第 1 次妊娠，孕 11 周。铁青色的鳞状上皮内可见闪亮的红色区域。（b）涂醋酸后，整个红色区域变白但不肿胀，局部可见清楚的镶嵌。在 11~12 点之间还可看到一个孤立的病灶。（c）涂碘后，在前面完全呈白色的区域出现明显的斑片状褐色染色。组织学结果提示为化生上皮。

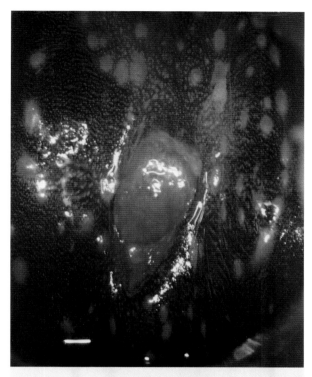

图7.10　第8次妊娠，孕20周。宫颈锥切术后，宫颈外口呈裂隙状，宫颈前唇的黏膜轻度外翻。斑片状染色明显不同于黑褐色的宫颈鳞状上皮。

这些上皮因为产后激素水平改变出现萎缩而呈不含糖原状态（图7.12b）。停止哺乳后，身体恢复正常状态，阴道和宫颈又会出现均匀一致的碘染色。

7.2 妊娠期的良性病变

在怀孕初期，子宫颈基本上没有变化（图7.13），表现为粗大葡萄状的外翻状态。宫颈黏膜纵向皱襞尤其明显（图7.4）。这些表现在用窥器打开宫颈管翻开黏膜时表现得更突出。转化区的粗糙外观可见于妊娠早期（图7.6a）。碘试验也可显示出其他具有诊断意义的特点，包括成熟的上皮岛和富含糖原的上皮。在转化区及其周边碘阳性的宫颈组织之间存在的模糊边界也表明这是宫颈良性病变（图7.6b）。应用醋酸后，正常的转化区往往表现出更强烈的醋白反应，伴更突出的腺体开口（图7.7，7.14）。当转化完成后，可以透过清晰的上皮看到闪亮的潴留囊肿和腺体开口（图7.4）。

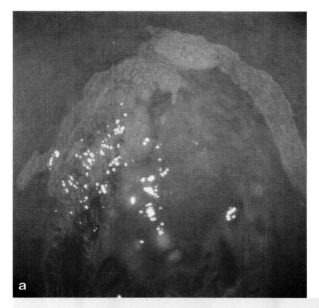

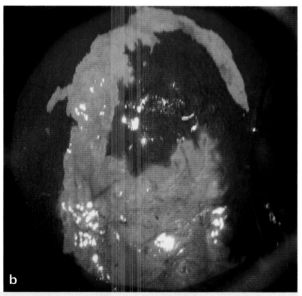

图7.11　（a）第2次妊娠。宫颈前唇的青色转化区（TZ），伴成熟的鳞状上皮细胞化生，潴留囊肿在其中闪亮。TZ的一半相当粗糙，伴有不规则镶嵌的狭窄带包围着。组织学结果提示为HSIL（CIN 2）。（b）在一个较低的放大倍数下，涂碘后（Schiller试验）带有镶嵌的狭窄带边界更清楚。整个转化区前唇的上皮被染成深棕色，在后唇有一个边界不清的早期转化区。

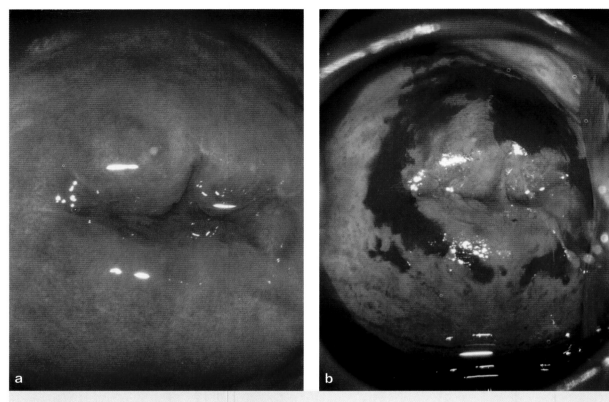

图7.12　（a）分娩后第4周。宫颈仍略红、水肿，伴一个狭窄的转化区。（b）涂碘后，宫颈和阴道有明显的大面积不着色区（即不含糖原区）。棕色染色的上皮岛出现在这些区域内。

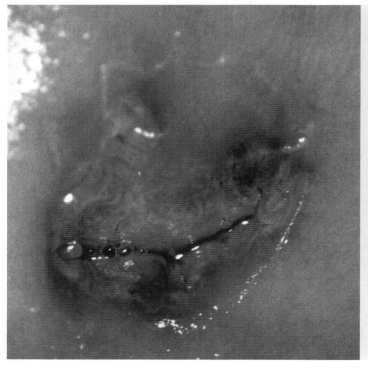

图7.13　第5次妊娠，孕10周。狭窄的转化区、轻微的铁青色。

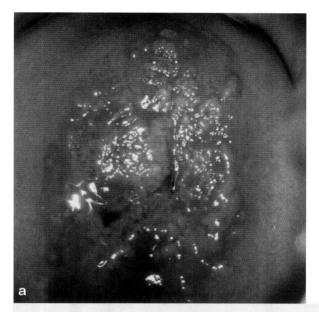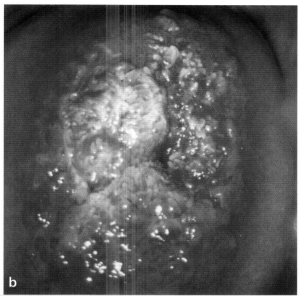

图 7.14　（a）第 2 次妊娠，孕 13 周。在宫颈后唇可见外翻，伴有突起蜕膜病灶的转化区（TZ），伴有突起的蜕膜病灶。（b）应用 3% 醋酸后，柱状上皮肿胀明显，但 TZ 和蜕膜病灶基本保持不变。

正常转化区内出现界限清楚的区域时多显得很可疑，尤其是当其表现出强烈且迅速的醋酸反应时（图 7.5a、b）。在怀孕期间，这对于化生上皮尤其适用。它们可以清楚地与原始鳞状上皮分界，还可以显示出镶嵌和点状血管或者两者兼而有之的特点（图 7.8）。在这些情况下，面积较小而形态规则的镶嵌，或形态清晰而规律的点状血管，都提供了有用的诊断线索。在某些外观粗糙的病变中，或某些合并多种变化的组合中，可能很难做出或者根本无法做出准确的阴道镜诊断（图 7.9a~c）。

蜕膜反应在阴道镜下几乎看不到，因为它只在深部的宫颈基质中表现出来。然而蜕膜息肉却很容易和通常的宫颈管息肉相鉴别，因为后者经常被光滑、粉红色的化生鳞状上皮所覆盖（图 6.108），或显示出典型的葡萄状柱状上皮形态，然而蜕膜息肉却是黄色的，其表面无上皮细胞覆盖（图 7.1 ~ 7.3）。

湿疣病变在妊娠期相对比较常见，除了更加柔软外，它们与非妊娠期的表现基本相同（图

7.15）。炎性病变看起来也和非孕期患者一样，因为正常鳞状上皮呈现为更浓的棕色，故碘染后它们显得更加突出（图 7.10；参见图 6.103b）。

7.3 妊娠期的可疑病变

妊娠期与非妊娠期的 SIL（CIN）在阴道镜下所见相当一致，而 LSIL 和化生上皮之间的鉴别则较为困难（图 7.5，7.8，7.9，7.16）。如看到形态不规则且表面粗大的镶嵌往往提示 HSIL（如同非孕期的表现）。病变可发生在转化区（图 7.11，7.17）以外。铁青色的宫颈表面可以表现为阴道镜的一种异常背景颜色（图 7.18），但这点可忽略不计或视为正常。在其他情况下，可能会发现一个具有浓厚白色异常外观且边界清晰的转化区（图 7.19）。明亮的红色病变尤为醒目，也总是可疑的，并且在 HSIL 时，也会对醋酸呈现出如此特异性的反应（图 7.20a、b）。

湿疣病变在女性妊娠期间可能失去其典型的珍珠白色外观（图 6.98），还可能处于一个

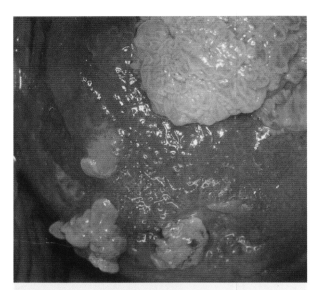

图 7.15　孕 30 周。环绕在官颈外口的乳头状湿疣。阴道和子官颈高度充血。在该病变内及其边缘处是湿疣状的赘生物，也呈深红色。

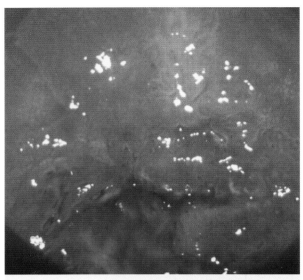

图 7.16　第 1 次妊娠，孕 20 周。应用醋酸后。在转化区外官颈外口的前唇上，可见一个相当细小的镶嵌，与周围界限清晰。组织学结果提示为 LSIL（CIN 1）。

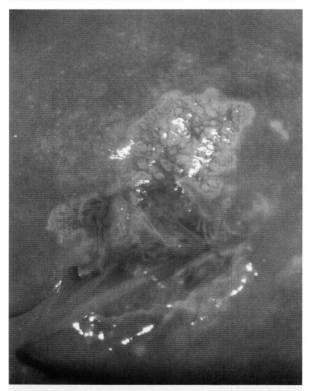

图 7.17　第 1 次妊娠，孕 16 周。应用醋酸后，在外翻的官颈边缘与转化区外出现一个形态不规则的粗大镶嵌病灶。组织学结果提示为 HSIL（CIN 2）。

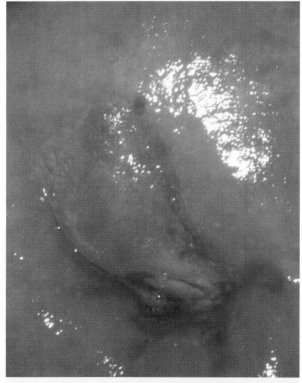

图 7.18　第 2 次妊娠，孕 10 周。应用醋酸后，官颈后唇出现一个深青灰色的舌样区域。在这个区域内只有孤立的腺体开口，它的边缘有一个粗镶嵌的狭窄带。组织学结果提示为 HSIL（CIN 2）。

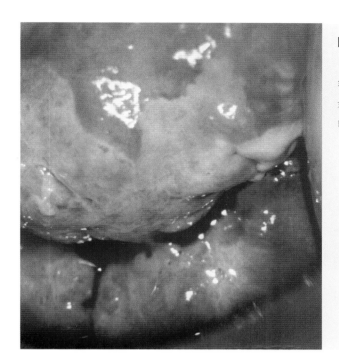

图7.19　第 4 次妊娠，孕 40 周。伴灶状腺开口的转化区被醋酸染成边界清晰的浓厚白色，4 点处可见隆起征。组织学结果提示为 HSIL（CIN 3），这种病变需要在整个妊娠期内密切随访。用 Ayre's 刮板采集标本做宫颈涂片时容易导致局部出血。

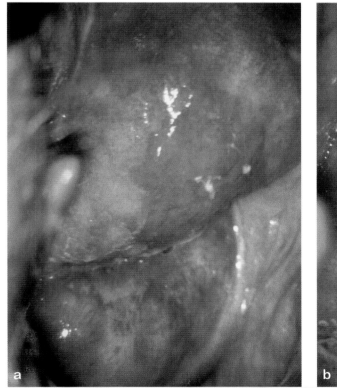

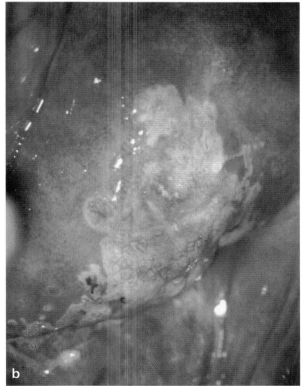

图7.20　（a）第 7 次妊娠，孕 29 周。在青色和水润的上皮内，有一个边界清晰的红色区域，表面没有任何可识别的结构。（b）使用醋酸后，其表面肿胀，出现粗大镶嵌。组织学结果提示为 HSIL（CIN 3）。

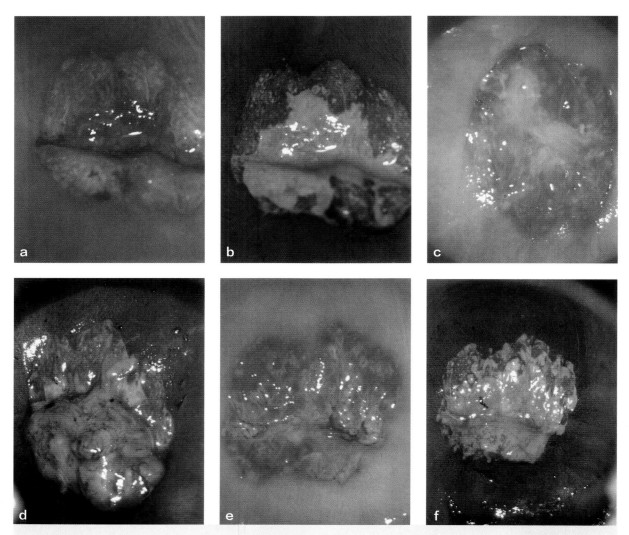

图7.21 （a）第2次妊娠，孕8周。一个宫颈外翻的边缘正在经历转化，可见由白色转为青色的上皮伴宫颈腺开口和白点。这些白点是由于鳞状上皮内的腺隐窝受累导致的。组织学结果提示为伴挖空细胞的HSIL（CIN 2）。（b）涂碘后出现棕色染色的扁平湿疣（LSIL），小亮点为碘阳性的点状血管。（c）孕24周后，病灶变得粗糙而水润。（d）碘试验后，被染色的宫颈前唇上皮是不变的，而黏液阻止了宫颈后唇被染色。（e）分娩后6周，转化区（TZ）出现正常和明亮的红色，病灶面积变小了。组织学结果提示为鳞状上皮细胞化生。（f）涂碘后只在转化区边缘出现斑片状的碘染色。

暗红色的背景下，使得它们很难被识别为湿疣（图7.21a）。在这种情况下，一个重要的辅助诊断就是碘试验（Schiller试验），涂碘后可出现一个特异性的棕色染色，伴有少量清晰的"小补丁"，产生斑点样的外观（图7.21b）。这一现象对应图6.98b的碘阳性镶嵌。在妊娠期间，它可以变得表面更粗大、颜色更发青，且质地更水润（图7.21c、d）。产褥期后经常可以观察到湿疣的消退（图7.21e），仅仅显示为染成棕色的上皮在宫颈边缘形成的小岛（图7.21f）。

7.4 产褥期的阴道镜检查

发生在妊娠期的宫颈病变在产褥期基本保

持不变，但失去了妊娠期独有的特点（图 7.12a，7.21a~f）。碘试验会有令人惊讶的发现：部分子宫颈和阴道不同长度的皱褶表面仍然表现为碘不着色（即不含糖原）（图 7.12a、b），特别是处于哺乳期的女性。这种状态可能是由于泌乳导致的低雌激素状态造成的，要恢复正常需要等到停止哺乳后。

7.5 妊娠期的活检

妊娠期阴道镜还可用于排除浸润性宫颈癌。有些病例很有可能需要在怀孕期间进行宫颈的点活检术。活检时容易出血，可以用棉球压迫局部来控制，压迫的棉球应在宫颈内保留几个小时。谨慎的宫颈管搔刮术也可以在需要时进行。一般来说，这种搔刮术不应达到宫颈管的上段，因为该处的病变在妊娠期极为罕见。

参考文献

Ahdoot D, Van Nostrand KM, Nguyen NJ, et al. The effect of route of delivery on regression of abnormal cervical cytologic findings in the postpartum period. Am J Obstet Gynecol 1998;178:1116–1120

Fader AN, Alward EK, Niederhauser A, et al. Cervical dysplasia in pregnancy: a multi-institutional evaluation. Am J Obstet Gynecol 2010;203:113.e1–113.e6

Fitzgerald PJ, Marsh M. Carcinoma in situ of the human uterine cervix in pregnancy; prevalence and postpregnancy persistence. Cancer 1956;9: 1195–1207

Fleury AC, Birsner ML, Fader AN. Management of the abnormal Papanicolaou smear and colposcopy in pregnancy: an evidenced-based review. Minerva Ginecol 2012;64: 137–148

Freeman-Wang T, Walker P. Colposcopy in special circumstances: pregnancy, immunocompromise, adolescence and menopause. Best Pract Res Clin Obstet Gynaecol 2011;25:653–665

Mailath-Pokorny M, Schwameis R, Grimm C, Reinthaller A, Polterauer S. Natural history of cervical intraepithelial neoplasia in pregnancy: postpartum histo-pathologic outcome and review of the literature. BMC Pregnancy Childbirth 2016;16:74

Morice P, Uzan C, Gouy S, Verschraegen C, Haie-Meder C. Gynaecological cancers in pregnancy. Lancet 2012;379(9815):558–569

Trutnovsky G, Kolovetsiou-Kreiner V, Reich O. p16/Ki-67 dual-stained cytology testing may predict postpartum outcome in patients with abnormal papanicolaou cytology during pregnancy. Acta Cytol 2014;58:293–296

Wetta LA, Matthews KS, Kemper ML, et al. The management of cervical intraepithelial neoplasia during pregnancy: is colposcopy necessary? J Low Genit Tract Dis 2009;13:182–185

第 8 章
外阴的阴道镜检查

8

8.1 外阴的组织形态学

外阴表面被覆着三种鳞状上皮细胞。

角化的皮肤： 其上有毛囊、皮脂腺、大汗腺和小汗腺。这种上皮覆盖着阴阜和大阴唇。

变异的黏膜： 其上有皮脂腺，但是无毛囊和汗腺，在阴唇间沟也无角化。这种上皮覆盖着小阴唇外侧和阴蒂。

含有糖原的黏膜： 其上没有皮脂腺、汗腺、毛发或角质层。这种上皮覆盖着小阴唇内侧和阴道口（图8.1）。

外阴上皮角化和非角化之间的过渡区域（即哈特线）并非全部肉眼可见，但在显微镜下可以明显看到。哈特线在阴唇系带后方可以清楚地看到，它标志着阴道前庭的外缘。阴道前庭包括处女膜环，它将阴道前庭分为阴道、阴蒂系带、小阴唇的内侧、阴道口及尿道外口。

外阴的表皮是由不同层次组成的多层鳞状上皮。在垂直剖面上，表皮有一个由生发层引起的起伏的波浪状外观。表皮的最深层为长在基底膜上的基底细胞层（即生发层），上皮细胞可以从这里得到再生。这些基底细胞是未分化的，具有多种潜能。基底层还包含高分化的黑色素细胞。梭状细胞层（棘细胞层）是厚度变化最大的层，其上为颗粒层，再上是角质层，它们在厚度上也有不同。

通过正常细胞的变异可以形成所谓的微乳头瘤，为位于前庭的直径1~3mm明显外凸的乳头结构（图8.2）。这些微乳头在绝经前妇女常见，但不应与湿疣相混淆。微乳头瘤还可以在小阴唇的内侧和阴道前庭的外侧缘发现。

位于阴道口和阴道内的含有糖原的黏膜外观均一致，都与宫颈上皮的外观相同，并且都对激素的影响很敏感。因为儿童和绝经后的女

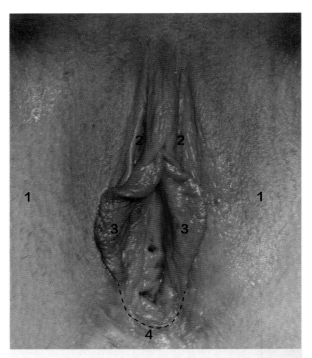

图8.1 3种类型的外阴鳞状上皮：1为角化的皮肤，2为改良的黏膜，3为含有糖原的黏膜，4为哈特线。角质化和非角质化外阴上皮之间的界限。

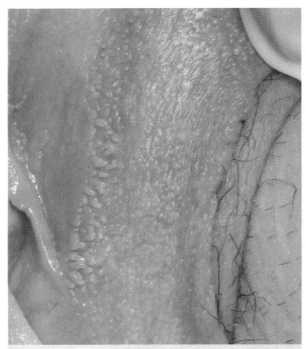

图8.2 小阴唇内侧的微乳头瘤病变。

性体内缺乏雌激素，所以这一层很薄。当暴露于雌激素环境下，这些黏膜就会获得特异性的多层样表现而变厚。除了基底细胞层不含黑色素细胞外，其余的每层都含有黑色素细胞。所有细胞的胞浆内都含有糖原，这使得细胞制成切片后经 HE 染色时出现蜂巢样特征性改变。除了基底细胞层外，能够区分的只有中间层细胞和表层细胞了。

外阴可以因为某些皮肤病或特殊疾病而发生非特异性的改变。它也是上皮病变的高危区域，具有向多灶性和复发性恶性转化的倾向。

8.2 外阴病变的诊断方法

外阴疾病的诊断是基于临床病史、检查、触诊、阴道镜检查和组织学结果等。在某些情况下，还需要包括生物标记物在内的实验室检查等来综合评估确认。

8.2.1 病史和症状

在年轻患者中，病史往往很短暂，多与急性发病有关。老年患者常有慢性病变，而且有时她们的主观陈述与客观检查结果之间还存在明显差异。外阴病变的特征症状有瘙痒、酸痛、灼热感、感觉异常、疼痛（包括性交困难或性交痛）等。要追问与此可能相关的病史，如外科病史、内科病史（如糖尿病）和精神病史等。此外，对于患者是否接受过药物治疗、雌激素替代、过敏史、尿失禁和既往有无阴道炎或性传播疾病史也要关注。

8.2.2 检查

外阴疾病在外观上常常表现多样且可重叠发生，部分患者可以同时有多种疾病存在，这样大多数情况下是需要做外阴活检和组织病理学诊断的。外阴病变如果不能在用药数周内愈合就要高度关注，并检测病情是否有进展。图像资料往往对此很有帮助（表 8.1）。

8.2.3 触诊

很多外阴疾病在触诊上并无异常。然而即使是小的浸润癌，与附近的组织相比，其与基底组织的稳定性也会更强。小范围的侵袭性病灶有时可以单纯依靠在大面积可疑病变皮肤上的触诊就能被发现。当这些病变进展时，它们不再与周围组织处于同一水平上，相对于皮肤变得更加不易移动。外阴表面的触诊可以是光滑的或粗糙的，而粗糙的表面往往是由于搔抓或者刮擦导致的。

8.2.4 甲苯胺蓝试验（Collins 试验）

这项技术现在已很少使用，用 1% 甲苯胺蓝试剂染色，在外阴上敷 2~3 分钟，然后用 1%

表 8.1 外阴继发的形态改变

病变类型	具体内容
湿疹	一组以如下表现为特征的皮肤炎性疾病，即瘙痒、边界不清的红斑、少量微囊泡和（或）频繁出现的继发皮损。
苔藓样变	增厚的组织和皮肤纹理显著增粗，伴或不伴皮肤鳞屑。苔藓样变可能是明亮的红色、暗红色、白色或皮色不变。
抓痕	因"痒－抓循环"而发生的皮肤表面破坏。
腐蚀	位于皮肤表面的浅部缺失，缺少部分或者全部表皮直至基底层，但真皮是完整的。
裂隙	位于皮肤表面的一个细的线状侵蚀。
溃疡	位于皮肤深层的缺损，不只表皮缺损，还有部分或全部的真皮缺损。

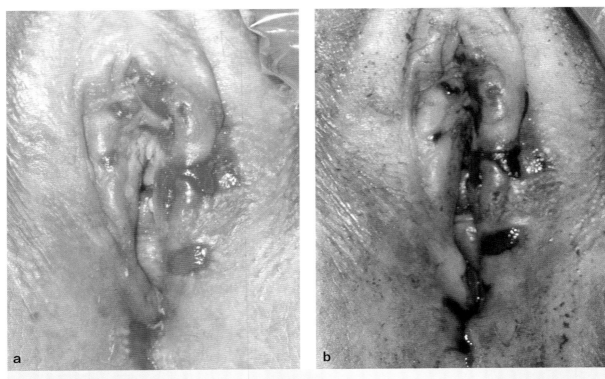

图8.3　柯林斯试验。(a)外阴硬化性苔藓患者出现的多发性糜烂。(b)糜烂面的甲苯胺蓝染色阳性。该染色结果为非特异性的，因为甲苯胺蓝染色在外阴不典型增生、肿瘤性病变以及良性损伤、糜烂和溃疡中都显示阳性。

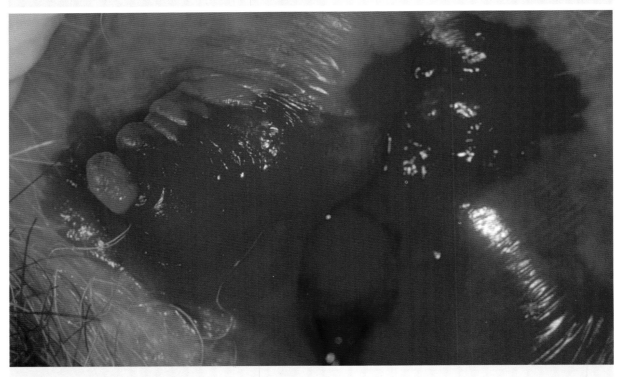

图8.4　HSIL 患者出现的红斑。

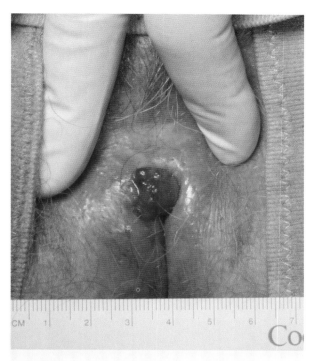

图 8.5　HPV 相关的小块外阴浸润癌出现的红斑。

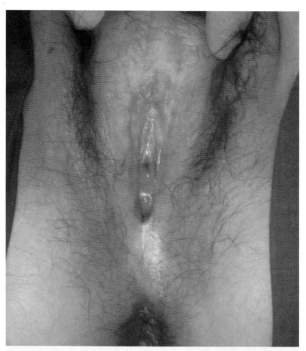

图 8.6　晚期硬化性苔藓患者出现的白斑。

的醋酸清洗（图 8.3）。甲苯胺蓝试验也可用于外科手术中计划拟切除病灶的范围。然而随着阴道镜下醋酸试验的广泛应用，这项试验已基本被淘汰了。外阴的阴道镜检查可以提供更多的病变细节，特别是针对乳头瘤病变，比如可以出现点状血管及镶嵌的典型表现。甲苯胺蓝试验有时还用于法医学上某些损伤的鉴定。

8.2.5 阴道镜检查

使用阴道镜（伴或不伴醋酸试验）放大后检查外阴皮肤比肉眼观察能更准确地评估和更早地发现外阴病变。相比于宫颈的阴道镜检查，外阴的阴道镜检查使用低倍视野通常就足够了。

皮肤颜色可以描述为红色（红斑）、白色（白斑）或色素沉着（黑色）。"皮肤颜色病损"是指病损颜色与病变周围正常皮肤的颜色相比较。在外阴黏膜区域，皮肤颜色病损可呈粉红色或红色病变。而评估这些颜色是不需要阴道镜检查的。

皮色发红（红斑）多是由于急性或慢性炎症、鳞状上皮内病变（SIL）、分化型外阴上皮内瘤变（dVIN）或浸润性病变导致。红斑可以呈局限性或弥漫性（图 8.4，8.5）。

白斑是对于那些在使用醋酸试验之前就已出现的白色病损的常规描述性术语，多由于表皮的角化上皮层增厚引起。白斑的程度可以通过某些皮肤病（如硬化性苔藓或扁平苔藓）局部的血供减少或过度角化来表现，而这也与发生在恶性肿瘤或癌前病变的机制是相同的（图 8.6~8.8）。

黑色病损（黑变病）：除了恶性黑色素瘤及其癌前病变，大约 30% 的高级别 SIL（HSIL）与不规则色素沉着相关（图 8.9）。

外阴的阴道镜检查可用于以下目的。

● 明确病变深度。

● 直接对病变最严重的异常区域进行定位活检。

● 排除明显的浸润癌。

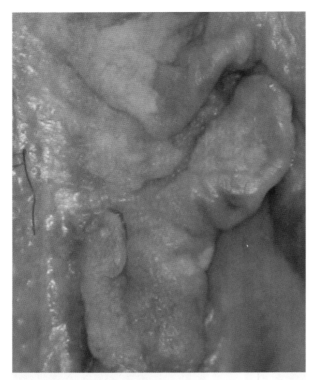

图 8.7　多灶性的 HSIL 患者出现的白斑。

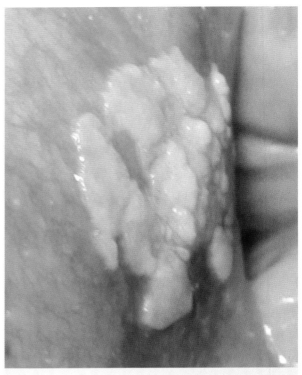

图 8.8　阴道外口处可见边界清楚的白斑。组织学结果提示为 HSIL。

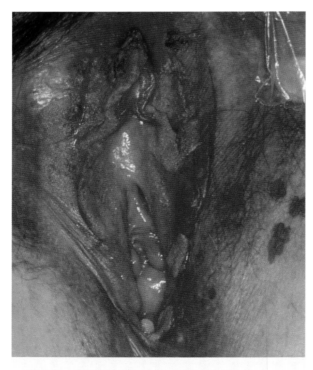

图 8.9　多灶性的 HSIL 出现的不规则色素沉着。

- 通过可视化的解剖标记来直接治疗病灶。

2011 年的 IFCPC 关于临床 / 阴道镜术语中，外阴的术语中区分了正常结果、异常结果、混杂结果、可疑恶性结果和异常的阴道镜（放大）结果。锐利的边缘仍然很重要，但镶嵌并未出现在新的外阴术语中，虽然它仍然可见于外阴的病变中。外阴阴道镜术语不再区分主要变化和次要变化，这与在宫颈和阴道病变中的相关术语不同。

醋白上皮： 与宫颈阴道镜检查有所不同，对于宫颈阴道镜来说，醋酸试验是必不可少的一个组成部分，而行外阴阴道镜时醋酸试验只在需要检查有无 HPV 感染（SIL）或者可疑因高危 HPV 感染导致的早期浸润癌时才进行。做醋酸试验时，需要对病灶局部使用 3%~5% 的醋酸溶液浸润 2~3 分钟后，才能使病变显示得更清楚。

在使用醋酸之前仔细检查外阴是很重要

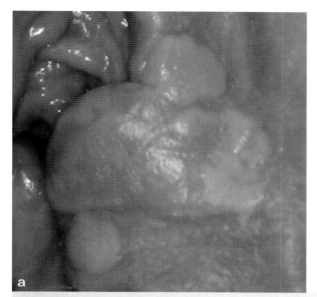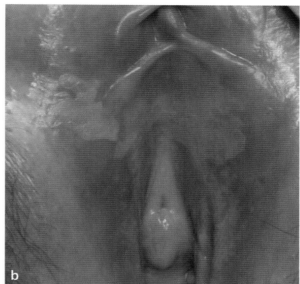

图 8.10　醋白上皮。（a）HSIL 患者。（b）界限清晰。组织学结果提示为 HSIL。

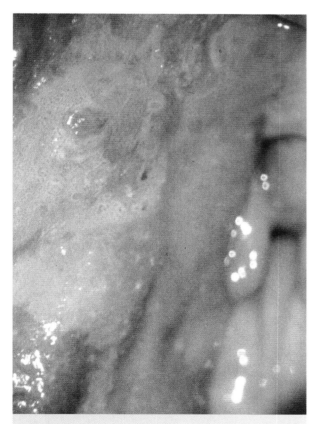

图 8.11　HSIL 患者出现的醋白上皮，伴明显的点状血管和细小镶嵌。

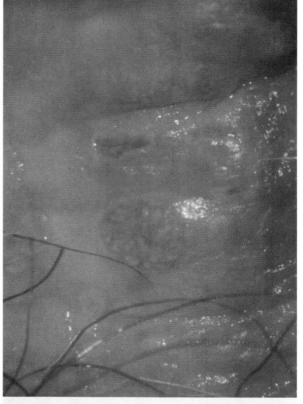

图 8.12　FIGO 分期为 I 期的 HPV 16 阳性的外阴鳞状细胞癌患者，外阴上可见 1 个边缘锐利的粗大镶嵌，其周围被醋白上皮包绕。

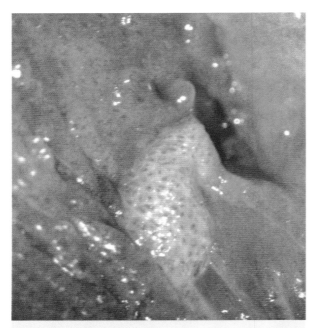

图 8.13 在隆起的醋白上皮中出现的粗大点状血管。组织学结果提示为 HSIL。

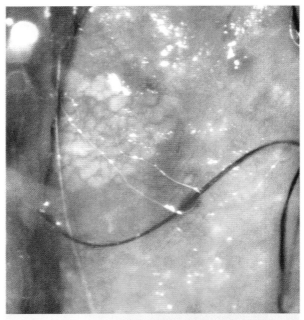

图 8.14 出现在白斑病变中的粗大镶嵌。组织学结果提示为 HSIL。

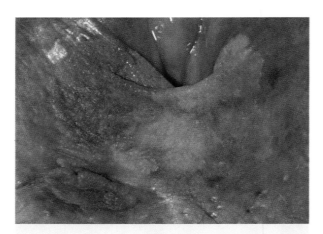

图 8.15 表面不规则但边界清晰的轻微色素沉着性病损，其上可见粗大的白斑。组织学结果提示为 HSIL。

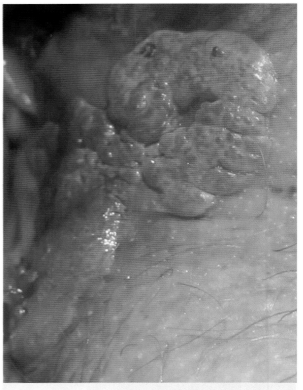

图 8.16 边界清晰的 FIGO Ⅰ 期 HPV16 阳性的外阴鳞癌。

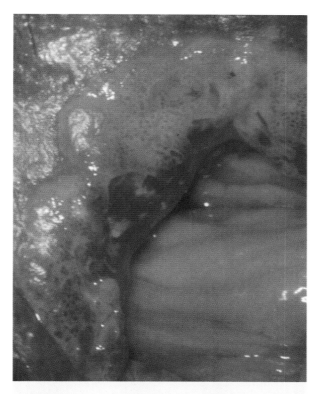

图 8.17　外生型生长的边界清晰的 FIGO II 期外阴鳞癌，表面可见脆性异型血管。

一种过度更新反应，所以扁平的醋白上皮应考虑为非特异性的。与此相反，由于 HSIL 导致的醋白上皮多为隆起的且边界清楚的白色病灶。所以醋酸试验的结果多联合其他症状如点状血管、镶嵌、锐利的边缘、隆起的病灶和异型血管等一起分析（图 8.10）。

点状血管和镶嵌：当用阴道镜仔细检查醋白上皮、黏膜红斑和白斑的时候，可以看到其中的镶嵌和点状血管。与外阴的其他部位相比，它们在无角化的、富含糖原的阴道口鳞状上皮中更容易被见到（图 8.11 ~ 8.14）。

锐利的边缘：边缘区（边界）代表刚从正常皮肤到病变皮损的转变。边缘锐利说明病灶的转变急剧，而边缘模糊则说明病变具有一个渐进的转变过程。HSIL 往往具有一个界限清楚的边缘，因为它们具有与周围正常组织不同的异常细胞（图 8.15）。HSIL 与相邻组织的分化差异越大，则它们与周边之间的界限越清晰。相比之下，炎症常常影响组织的基质而非上皮，所以其边界多不清晰。而癌症则无论尺寸大小，与周围组织之间都是界限清晰的（图 8.16）。

表面不规则：表面粗糙且形态不规则的白斑多可疑为 dVIN（见 8.3.2）。

的，以区别早已存在的外阴白色病损。弥漫或扁平的醋白上皮可能是一种正常表现，它可继发于外阴的机械损伤或炎症刺激后，为细胞的

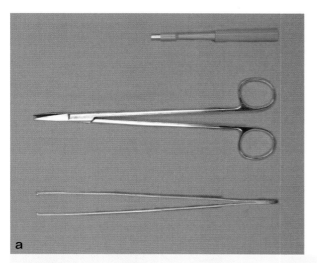

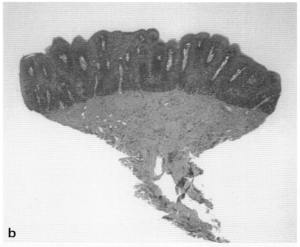

图 8.18　钻孔活检。（a）所需的医疗器械。（b）活检标本中应含有上皮和其下的基质。

异型血管（即非典型血管）：和其他部位的病灶一样，见到异型血管多表明有浸润性病变的可能（图8.17）。

2011年IFCPC关于区分外阴原发病变和继发病变的术语表见表8.1。这些病变可以用肉眼、放大镜或低倍阴道镜来观察评估。

8.2.6 阴道镜检查结果评估

醋白上皮：边界清楚且明显高出皮肤的醋白上皮通常对应于HSIL，而dVIN一般对醋酸无反应。

白斑和红斑：SIL和dVIN可引起明显的过度角化或角化不全，镜下表现为白斑或炎症。也可引起血管过度形成，镜下表现为红斑。在萎缩的富含糖原的鳞状上皮内也可见到红斑。

点状血管和镶嵌：在良性病变中，点状血管和镶嵌可见于狭窄的上皮脊和宽大的间质乳头中。在癌前病变和恶性病变中，间质乳头明显变窄，上皮脊变饱满且更不规则。在垂直剖面上，正常与非典型鳞状上皮之间的差异变得更明显。在增生的上皮中可以看到高大的乳头或乳头状脊，如同各类SIL中表现的一样。高而细长的间质乳头在乳头状LSIL中常可见到，而在乳头状HSIL中则常出现那些明显突出但形态不规则的间质乳头。

8.2.7 活检

对所有可疑的外阴病变都应进行活检，包括白色病变、灰色病变、红色病变、色素沉着或隆起性病变，以及所有不能通过药物治疗而及时痊愈的情况。如果病变质地单一，那么单点活检就够了；如果病变呈多样性，则需取两个或两个以上的组织进行多点活检。在溃疡性病变中，需注意要在病灶的外围组织中取活检，

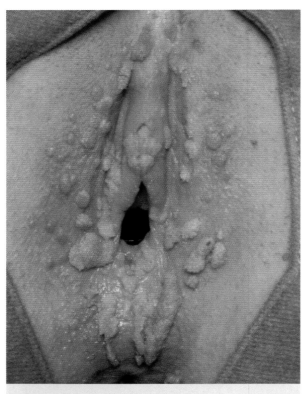

图8.19 尖锐湿疣。

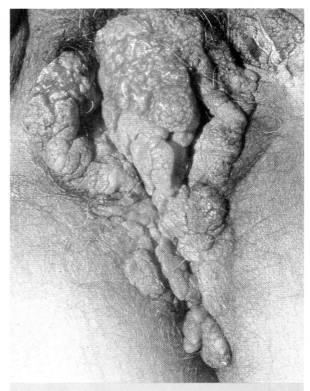

图8.20 巨大型外阴尖锐湿疣（Buschke-Lowenstein瘤）伴恶变。这些肿瘤由低危型HPV感染导致。

这样可以避免只取到无意义的坏死组织。

外阴活检用少量的器械在局麻下就可很快完成（利多卡因加或不加肾上腺素或利多卡因乳膏），通常在门诊就可以进行（图 8.18）。患者的手可以帮助暴露病变，从病灶表面垂直向下深达 5mm 的钻孔活检是最理想的，但缺点是偶尔会因为局部出血需要用可吸收线缝合止血。比较好的情况是术前能提前停用抗凝剂。

8.2.8 脱落细胞学检查

外阴的细胞学检查对 SIL 的敏感性和特异性均较差。液基细胞学检查可以提供比传统细胞学更好的结果，尤其是针对外阴的黏膜侧组织。但仅依靠细胞学结果对于诊断外阴的 dVIN、佩吉特病和原位黑色素瘤是不够的。

8.2.9 HPV 检测

HPV 检测可以帮助辨别外阴肿瘤或癌前病变是否伴有 HPV 感染，及伴有低危还是高危型 HPV 感染。同时还可以帮助评估 LSIL 的进展风险，因为 LSIL 具有发展为癌症的低风险。

从组织学上来辨别 LSIL 是否具有高危型 HPV 感染是困难的，但 HPV 检测对于 HPV 阳性病变治疗后的随访具有一定作用（图 8.19，8.20）。

8.3 外阴的癌变

外阴癌变的发生机制有两个不同的途径，一种是与 HPV 相关的，另一种是与 HPV 不相关的（表 8.2）。通常情况下，HPV 相关的癌变可以通过 SIL 发展为外阴湿疣或外阴的基底细胞鳞状细胞癌（SCC）（图 8.21）。而与 HPV 不相关的外阴癌变则是通过 dVIN 发展为角化型 SCC。然而两者在组织学分型及 HPV 相关性上可有交错。比如某些 HPV 阳性的外阴鳞癌可表现出过度角化，而少部分 HPV 阴性的外阴鳞癌也可表现出基底细胞样 SCC 或湿疣的特征表现。

外阴癌的发生需要一段或长或短的时间。

表 8.2 外阴两种鳞状细胞癌（SCC）的特性比较

项目	HPV 相关的 SCC	HPV 不相关的 SCC
病因学	转化的 HPV 感染，主要是 HPV16 感染	长期存在的硬化性苔藓或扁平苔藓
发病率	40%	60%
发病年龄	年轻人	老年人
癌前病变	SIL	dVIN
可能的分子病理学	高危型 HPV 感染；病毒 E6、E7 表达，p53 和 Rb 基因失活，遗传不稳定性，DNA 非整倍体出现	免疫失调，p53/PTEN 基因突变，等位基因失衡。微卫星不稳定突变，DNA 非整倍体出现
进展速度	慢	快
预后	好（？）	差（？）
预防	HPV 疫苗接种	治疗相关的皮肤病

缩写：HPV，人乳头瘤病毒；PTEN，磷酸酶和张力蛋白同源基因；dVIN，外阴上皮内瘤变，分化型

通常情况下，HPV 相关的外阴鳞癌发生于相对年轻的女性，而 HPV 不相关的外阴癌症常见于老年患者。尽管发生于头颈部的 HPV 相关型鳞癌较 HPV 不相关型鳞癌有更好的预后，但还不清楚这是否对外阴癌也是一样。

8.3.1 HPV 依赖性癌

由 SIL 发展而来的 HPV 相关型外阴鳞癌（SCC）因为感染了高危型 HPV 而激活了病变进展活动的扳机，尤其是感染了 HPV16（图 8.22）。而被 HPV16 感染的外阴 HSIL 的发病率则提示这种上皮可能抑制了其他高危型 HPV 的进展。相反，在阴道黏膜及宫颈黏膜则存在多种不同类型的 HPV 感染。HPV 的感染途径很可能通过皮肤擦伤的小破口进入（图 8.23）。

SIL 主要影响年轻女性。其发病机制与宫颈癌相似：高危型 HPV 基因产生 E6 和 E7 与宿主细胞 p53 和 Rb 蛋白相互作用，导致 p53 功能紊乱和 Rb 基因失活。抑癌基因 p53 和 Rb 的退化和失活，导致细胞周期阻滞被抑制和肿瘤细胞的过度增殖。在 SIL 中经常检测到 $p16^{INK4a}$ 的高表达，提示 p53 和 Rb 基因的降解与失活是 HPV 相关型外阴鳞癌（SCC）发生的早期事件。HPV 相关型外阴鳞癌和邻近部位的 HSIL 均是单克隆病变，它们都可以从单个转化细胞发展而来。

8.3.2 HPV 非依赖性癌

大多数发生于老年女性的外阴 HPV 不相关型外阴鳞癌（SCC）都是由 dVIN 发展而来的，且多伴外阴硬化性苔藓或扁平苔藓的疾病基础（图 8.24 ~8.27）。

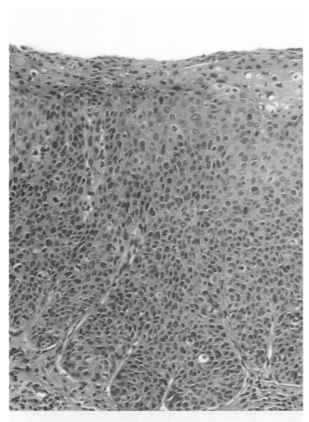

图 8.21 基底细胞型的 SIL 伴平坦的表面。这种类型 SIL 较疣型 VIN 具有更小的细胞形态和更少的细胞多样性。

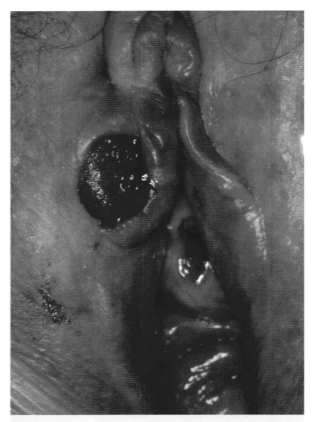

图 8.22 HPV 16 阳性的外阴浸润性鳞状细胞癌。

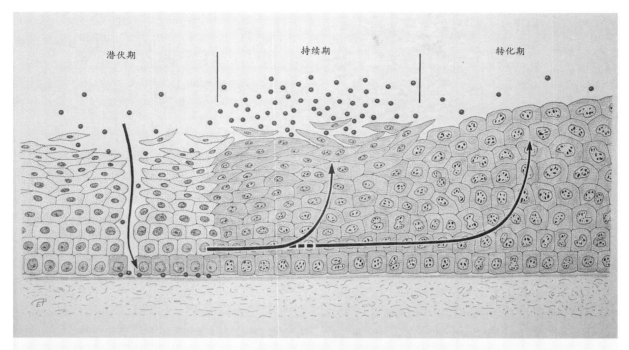

图 8.23 HPV 感染的阶段图。由于外阴的小裂口使得外阴鳞状上皮细胞中的储备细胞得以接触到 HPV。潜伏感染期并没有明显的临床症状或者组织形态学变化。感染的进展期可以通过低危型或高危型 HPV 引起。外阴形态学的改变与湿疣或 LSIL 同步。对外阴感染的转化总是与 HPV16 密切相关，其特征是病毒基因表达谱的显著转移，特别是在基底细胞。出现这些改变即认为是 HSIL。

与 HPV 感染无关的致癌机制尚不完全清楚。p53 和 PTEN 基因突变在 HPV 不相关型外阴 SCC 和 dVIN 中均被检测到，这表明它们是 HPV 不相关型鳞癌病变发生的早期事件。p53 基因的高表达和 DNA 异倍体之间的显著相关性已被报道，但并不是所有 HPV 不相关型外阴鳞癌都遵循 p53 通路，这些肿瘤的发病机制至今仍不清楚。

等位基因失衡和微卫星不稳定性可能在硬化性苔藓的恶变潜能中发挥作用。比较基因组杂交的研究显示，在 HPV 相关型和 HPV 不相关型的外阴癌之间存在不同的染色体异常，表现在 HPV 相关型肿瘤经常出现 3q 基因异常而 HPV 不相关型肿瘤则出现 8q 基因异常。大部分 dVIN 会出现 3p26 基因异常，而来源于硬化性苔藓的 SCC 则表现出更频繁的 RASSF2A、MGMT 和 TSP-1 基因的甲基化，提示这些基因可能在 HPV 不相关型肿瘤中存在致癌作用。

目前尚不清楚对硬化性苔藓或扁平苔藓的药物治疗是否可以阻止 dVIN 向恶性肿瘤的发展和转化。

HPV 阴性的 dVIN 并不总是来源于硬化性苔藓或扁平苔藓。同样，HPV 阳性的 SIL 有时也可见到来源于硬化性苔藓或扁平苔藓（图 8.28）。目前尚不清楚是否对硬化性苔藓或扁平苔藓病灶局部使用免疫抑制剂治疗（如糖皮质激素、钙调神经磷酸酶抑制剂等）会增加这些 HPV 相关型病损发生癌变的概率。

佩吉特病和恶性黑色素瘤的发病也是 HPV 非依赖型的。

8.4 外阴的癌前病变（上皮内病变）

这是一组由 SIL、dVIN、佩吉特病和原位黑色素瘤组成的病变。

8.4.1 鳞状上皮内病变和分化型外阴上皮内瘤变

SIL 是 HPV 相关性疾病，是迄今为止年轻女性在外阴上皮性病变中最常见的癌前病变。LSIL 代表一个进展期的 HPV 感染在临床上和形态学上的放大，它发生癌变的相关风险较低。HSIL 是真正的外阴癌前病变，通常来源于外阴湿疣病变或基底细胞型侵袭性疾病（表 8.3）。

SIL 引起的症状主要是疼痛和（或）瘙痒。SIL 可表现为红斑、白斑、色素性病变、丘疹或糜烂。这些病变往往是多灶性或多中心性的，常伴发子宫颈、阴道或肛门的病变。

从高危型 HPV 感染发展为 HSIL 的平均时间约为 18.5 个月。疾病的自然消退也会发生，这可能与妊娠有关。小于 35 岁的女性比年长的女性具有更高的自然消退率。从 SIL 发展为外阴浸润癌的风险在未经治疗的患者中约为 10%，而经过治疗的患者则为 3.3%。从未经治疗的 SIL 发展为浸润性外阴癌的平均时间是 4 年，而几乎所有被报道的已发病例均在 8 年内。

分化型的 VIN（即 dVIN）是 HPV 阴性的疾病，典型病例可以见于长期存在重度硬化性苔藓或扁平苔藓的老年患者中。dVIN 通常来源于角化型侵袭性疾病。dVIN 在定义上明确了分化程度但未被分级。分化程度是指上皮细胞外观的成熟度，而没有对病灶进行分级（表 8.3）。

dVIN 的临床诊断是困难的。症状多与外阴的皮肤病相关。如表面粗大且形态不规则的白斑、对糖皮质激素治疗无反应且不易治愈的糜烂，或可疑的红斑，这些均应做活检。通常情况下，dVIN 病变在涂醋酸后外观上无明显改变。

硬化性苔藓或扁平苔藓 发展为 dVIN 的概率和平均时间尚不清楚。与 SIL 相比，dVIN 具有更高的侵袭性，和更高、更快地进展为浸润癌的机会。dVIN 在总体上发展为 SCC 的概率约为 33%，从 dVIN 进展为 SCC 的平均时间约为 23 个月。来源于外阴 dVIN 的 SCC 更易于复发。

SIL 和 dVIN 的处理

HSIL 需要治疗，而 LSIL 可以期待观察。然而有 30%~42% 的 LSIL 患者伴高危型 HPV 感染，并具有发展为 HSIL 或浸润癌的潜力。治疗方案是根据阴道镜检查和活检结果制订的。对 HSIL 的治疗已日益个性化，包括不同的手术方式和药物选择。

SIL 的手术治疗

手术治疗包括消融（图 8.29）和切除（图 8.30）。切除术一直是单灶性病变的标准治疗方法，但对于多灶性病变则较难实施，因为它影响的外阴面积更大。手术的目的是去除所有可见的 HSIL 病灶并切除其边缘外 3~5mm 的正常皮肤。外阴皮肤切除术有时也被用于复发性或融合性的多灶性病变。一般来说，外阴手术切除的范围越广泛则患者的生活质量和性功能受损越严重（图 8.31）。

在外阴 SIL 病例中因切缘阳性导致的外阴病损切除率高达 66%，且术后复发仍很常见。据报道，复发的风险多灶性高于单灶性 SIL。有资料显示，外阴切除术后的复发率约为 19%，外阴病变局灶性切除术后切缘阴性的复发率为 15%~17%，而切缘阳性的复发率则高达 46%~50%。

消融一般用 CO_2 激光进行，可以产生令人满意的效果。使用消融治疗之前应该先通过临床检查、阴道镜检查和活检以确保外阴没有浸润性病变。对于切除手术，一般需要保

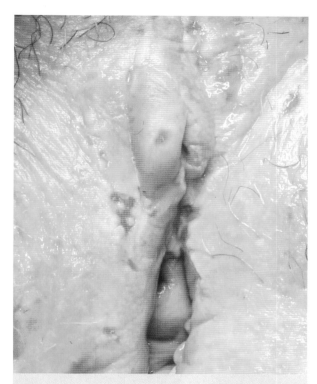

图 8.24　可疑为 dVIN 的外阴晚期硬化性苔藓,伴表面粗糙且不规则的白斑和不易愈合的糜烂面,并且对外用糖皮质激素治疗反应不敏感。

证切除范围达到病灶外 3~5mm 的正常组织。隐匿性浸润癌（通常指 <1mm 的浸润）已经在 3% 接受外阴手术的 SIL 女性中被报道（图8.32）。与生殖器疣相反,前者只需要皮肤表浅的消融,而外阴 HSIL 的消融需要激光穿透整个上皮的全层去破坏细胞。在有毛发的区域,激光消融必须包括毛囊,因为 SIL 可以导致毛囊受累并延伸到皮下脂肪达 3mm 或更多。因此,有毛发的部位建议切除更大的范围,而在无毛发区消融也应达到真皮全层（即深度≥ 2mm）。伤口可以通过二期愈合而痊愈,具有良好的美观性。激光气化治疗后的复发率为 23% ~ 40%。

SIL 的药物治疗

一些外用药物已经用于外阴 SIL 的治疗。现在应用最广泛的是免疫调节剂咪喹莫特和抗病毒药物西多福韦。两者均可以用于 HPV相关型的外阴 SIL。

咪喹莫特在外阴 SIL 治疗中的成功使用（其

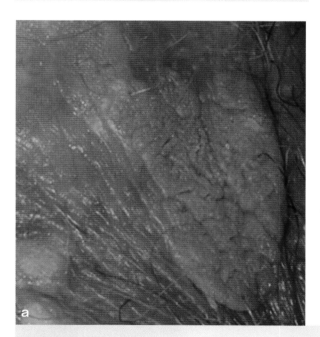

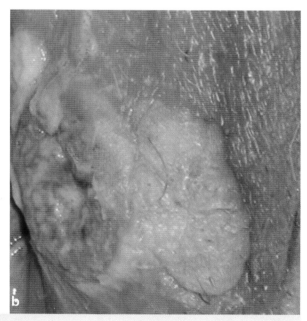

图 8.25　晚期的外阴扁平苔藓。（a）表面粗糙且伴不规则的白斑,对外用糖皮质激素反应迟钝。组织学结果提示为 dVIN。（b）随后 6 个月出现了 HPV 阴性的外阴浸润癌。

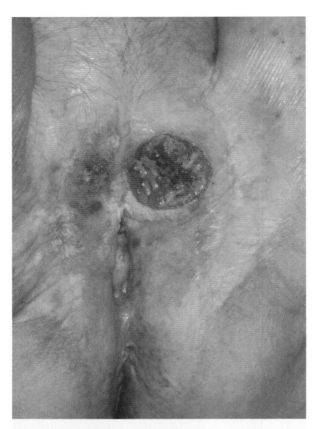

图 8.26 继发于外阴晚期硬化性苔藓后的 HPV 阴性的浸润性鳞状细胞癌。

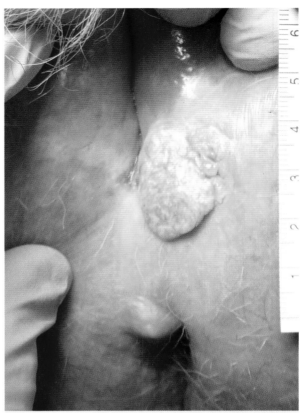

图 8.27 继发于外阴晚期扁平苔藓后的浸润性鳞状细胞癌。

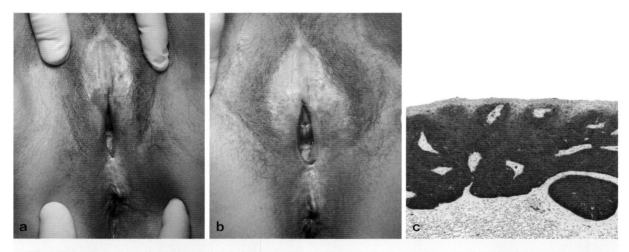

图 8.28 晚期的扁平苔藓可疑为 HPV 阳性的外阴癌前病变。（a）注意外阴的红斑和白斑。（b）外阴涂醋酸后出现的改变。（C）醋白上皮的组织学结果显示为 p16^{INK4a} 阳性的 HSIL，HPV16 阳性。

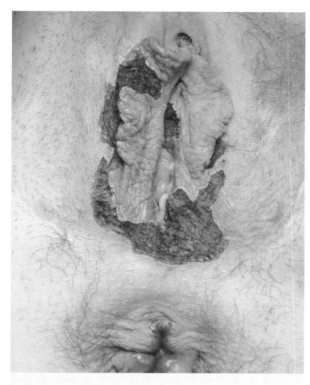

图 8.29　HSIL 多灶性病变的激光消融术。

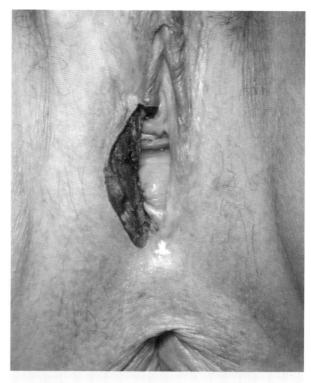

图 8.30　HSIL 的单灶性病变切除术。

表 8.3　ISSVD 2004 年、WHO 2003 年和 2014 年外阴鳞状细胞癌前病变的术语

ISSVD 2004	WHO 2003	WHO 2014
Condyloma 湿疣	VIN 1	LSIL
	（轻度发育异常）	
VIN, 普通型	VIN 2	HSIL
（湿疣型，基底样型，混合型）	（中度发育异常）	
VIN, 普通型	VIN 3	HSIL
（湿疣型，苔底样型，混合型）	（重度发育异常，原位癌）	
VIN, 分化型	VIN, 单一型，CIS	dVIN

缩写：CIS，原位癌；dVIN，分化型外阴上皮内瘤样病变；HSIL，高级别鳞状上皮内病变；ISSVD，国际外阴阴道疾病研究学会；LSIL 低级别鳞状上皮内病变；VIN，外阴上皮内瘤变；WHO，世界卫生组织

有效率为 30%~90%），已经在一系列的临床研究中被证实，包括两个随机对照试验（图 8.33）。咪喹莫特使用频率为每周 2~3 次，通常使用 12~16 周。病损的消退情况与 HPV 的清除率密切相关。经过 7 年的随访其复发率为 9%，明显低于手术治疗后的复发率。咪喹莫特的治疗优势是提高了 HPV 的清除率，方便自己用药，还避免了手术。缺点是咪喹莫特并非对所有患者都有效，在治疗过程中病变仍有向浸润癌发展的可能性，且局部的疼痛、瘙痒和炎症表现仍很明显。

西多福韦是一种可以降低 HPV E6 和 E7 的表达，并抑制 HPV 阳性肿瘤细胞转移特性的抗病毒药物。一项有 12 位女性参与的病例报道显示，外阴局部应用西多福韦后 SIL 病灶的完全消退率可达到 40%。根据笔者的经验，应用西多福韦后可以在 dVIN 病灶局部发生溃疡性反应，而对周围健康的外阴皮肤则无影响。目前西多福韦的价格较为昂贵，且必须被制备成凝胶剂型。

外阴 SIL 的光动力疗法也被使用，其总体的治疗有效率为 40%~60%，而将光动力疗法联合咪喹莫特共同用于外阴 SIL 的治疗则有效率可达到 60% 左右。

dVIN 的治疗

dVIN 的治疗均需要手术治疗。目前还没有药物治疗，也不推荐期待治疗。

8.4.2 佩吉特病

外阴佩吉特病是一种罕见的上皮内癌伴红白斑的外观。外阴的佩吉特病来源于表皮内的多潜能干细胞，多数病例发生在表皮和黏膜，但有一些也会侵入至真皮。佩吉特细胞还可以延伸到汗腺和毛囊皮脂腺单位的排泄管，其发生浸润的风险是每年 1%~2%（图 8.34~8.37）。

诊断

佩吉特病可以发生在外阴、会阴、肛周或

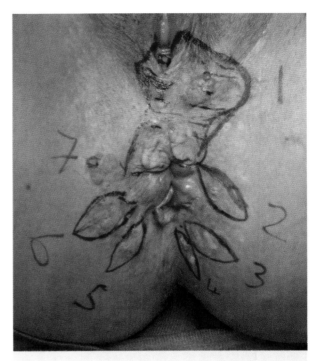

图 8.31 多灶性的 HSIL 浸润了外阴、会阴和肛周的大面积部位。

大腿内侧等任何部位。最常见的症状是瘙痒和烧灼痛。在症状表现和诊断之间常常会有一个明显的延迟，这与病灶面积较大有关。临床诊断常常在完成组织活检后明确。外阴佩吉特病可以是肛门或者泌尿系肿瘤的一种继发表现，如果病变延伸至尿道口，则应该进行尿道膀胱镜检查；同样，对于病变出现在肛周的患者应该进行直肠镜检查。现在看来，外阴佩吉特病与同时发生在其他部位的恶性肿瘤之间的相关性，可能更多的是由于这些患者年龄较大，而不是缘于两种疾病之间存在着因果关系。

治疗

外阴佩吉特病的治疗具有一定的挑战性，是由于该病的自身特点和病灶局部的解剖特殊性与手术局限性造成的。该病的发展程度在临床上很难预估，即使手术切缘外观正常的皮肤也常常被病变累及。所以标准的外科

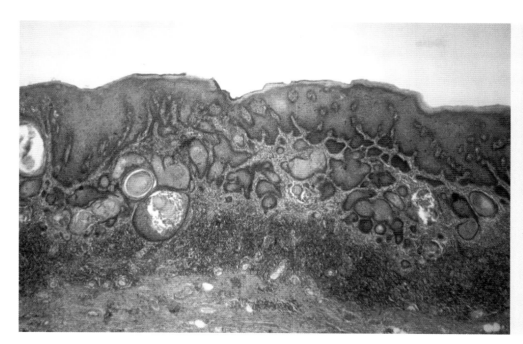

图 8.32　在切除的标本上发现的外阴隐匿性浸润癌。

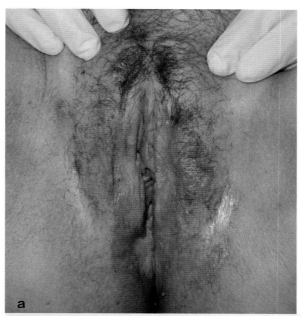

a

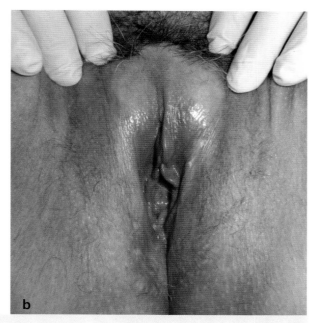

b

图 8.33　咪喹莫特的成功使用。（a）SIL 治疗前。（b）SIL 治疗后。

治疗方法建议手术切除范围至少达到病灶外正常皮肤的 1cm，但即使这样还有高达 60% 的复发率。在一项对 8 个机构中约 100 名外阴佩吉特病患者的回顾性研究中发现，约 34% 的女性在治疗后随访的 3 年内复发，复发的主要原因是病变延伸到非生殖道的皮肤上（如大腿内侧、肛周皮肤和阴阜等），这使得手术切除变得更加困难。此外，复发还可以发生在从身体其他部位移植而来的皮肤上。

据报道，对于一些小样本病例的研究发现，咪喹莫特对于治疗外阴原发性或复发性佩吉特病有一定疗效。

8.4.3 外阴黑色素病变和恶性黑色素瘤

外阴色素性病变需要活检，因为临床检查和阴道镜检查均不能明确区分其良恶性质。当在外阴色素性病灶区做活检取样时，应该在病变最厚的地方或表现最可疑的地方取材。

外阴的黑变病（图 8.38）是一种良性病变，表现为外阴角质细胞内黑色素含量增加并伴黑色素细胞在数量上的轻度增加或不增加。这些病变呈非增殖性，通常面积大于生殖道痣，表现为棕色到黑色的色素沉着斑片伴不规则的边界，可以包含外阴形态正常的色素沉着区。外阴黑变病可由单个或多个病灶构成，常见于小阴唇和阴道口。

生殖道痣（图 8.39）是黑素细胞在基底层内的增殖。因此与外阴黑变病不同，此病的黑素细胞数量增加。在临床上，这些常见的良性病变通常表现为小的、扁平的、界限分明且均

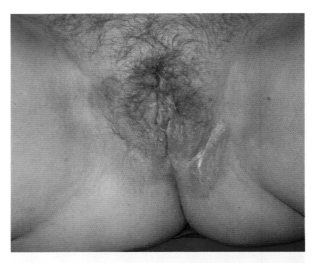

图 8.34　外阴佩吉特病伴有红白斑的表现。

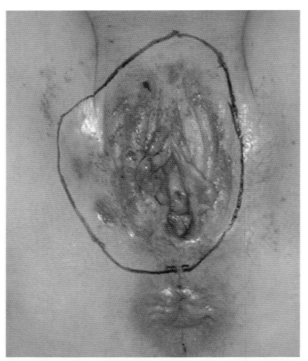

图 8.35　外阴佩吉特病伴有增殖性红斑的表现。

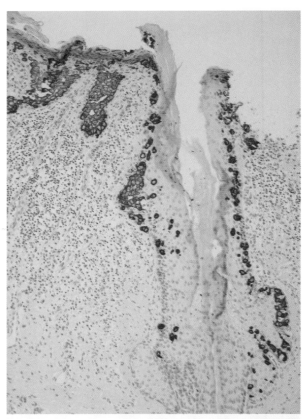

图 8.36　外阴佩吉特病。角蛋白 7 阳性的佩吉特细胞沿着毛囊间皮、毛囊峡部、毛囊漏斗部和皮脂腺内部分布（此图像是由美国 regauer 友情提供）。

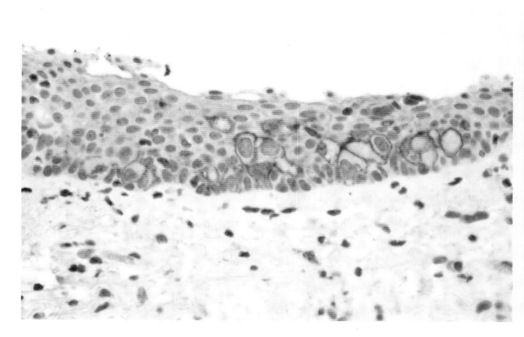

图 8.37 外阴佩吉特病的 P185^{Her2} 过度表达（此图像由美国 regauer 友情提供）。

匀着色的外观。它们可以发生在外阴的任何部位。无论是外阴黑变病还是生殖道痣均不会形成丘疹或斑块。明确诊断需要病理活检。外阴黑变病和生殖道痣均不需要行切除术或消融术。

外阴的黑色素痣较为少见。组织学上，表现为色素痣细胞的良性增生，可分为交界型、混合型和皮内型三种。在临床上，它们通常表现为边界清晰、丘疹样、均匀着色，且直径小于 10mm 的病变。外阴的非典型痣具有明显大小不等的连接巢和雀斑样分布，与发育不良的痣一样，也可见到细胞核的多样性和不规则边界，尤其多见于年轻女性。色素痣一旦发现应考虑切除，尤其当它们发生了外观改变或引起某些症状（如出血）时。

恶性黑色素瘤占外阴恶性肿瘤的第二位，可以在阴蒂、小阴唇和大阴唇出现，且出现概率大致相等。黑色素瘤可以直接生长，也可来源于原有的良性或非典型的色素性病变。原位黑色素瘤由恶性黑色素细胞组成，它们沿着外阴表皮分布，但并不延伸到乳头真皮层内。在临床上，这些色素性病变呈扁平样，略高于皮肤。

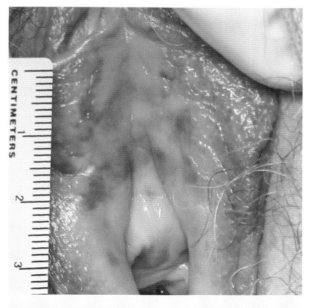

图 8.38 外阴黑色素沉着病。有黑色素沉着的斑片区具有不规则的边界。

浸润性黑色素瘤不仅在表皮层内有恶性黑素细胞，还浸润至乳头真皮层。随着疾病的进一步发展，还可观察到病变浸润至网状真皮层和皮下脂肪组织内。在临床上，这些肿瘤多表现为红棕色至黑色的结节，有时还可形成溃疡。预

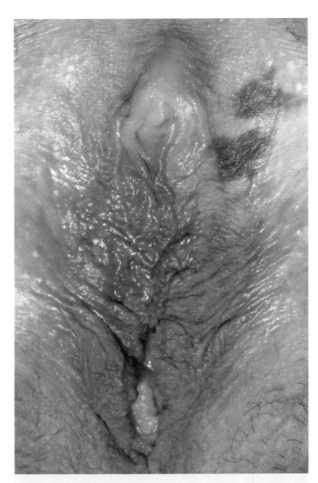

图 8.39　外阴单纯的斑点样痣。图中显示了两个小的扁平状、边界清晰、质地均匀的黑色素病变。炎症或创伤后发生的色素沉着（因巨噬细胞吞噬黑素细胞导致）可以在产科的瘢痕处发生。这种色素沉着发生的特殊部位和瘢痕形成的具体位置（如会阴切开术后的瘢痕）对于外阴病变的鉴别诊断是有帮助的。

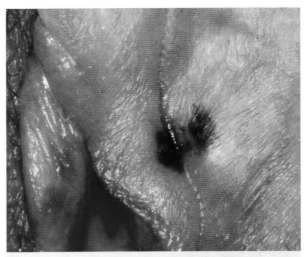

图 8.40　外阴原位黑色素瘤。存在于左阴唇间沟的黑色素扁平样病变。

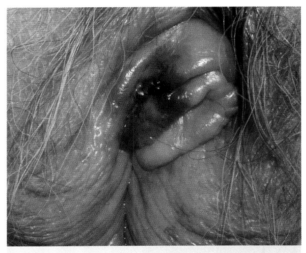

图 8.41　外阴恶性黑色素瘤。出现黑色素沉着性病灶，突出于皮肤表面。

后主要取决于肿瘤浸润的深度（图 8.40~8.42）。

8.5 外阴的非肿瘤性病变

8.5.1 外阴的上皮性病变

　　目前对外阴上皮内非瘤样病变的分类是由 ISSVD 于 2006 年制订的。外阴的硬化性苔藓和扁平苔藓是常见问题，且具有向恶性转化的潜能。因此，妇科医生应该熟练地掌握这类疾病

的诊断、治疗和随访。硬化性苔藓和扁平苔藓之间有重叠的临床表现和形态学特征，这两者可以进一步发展为慢性单纯性苔藓（前身为鳞状上皮增生）、银屑病或外阴湿疹。

8.5.2 硬化性苔藓

　　外阴硬化性苔藓是一种由淋巴细胞介导的慢性局限性皮肤病。有人推测其可能为自身免疫系统疾病，因为少部分患者显示出 T 细胞的

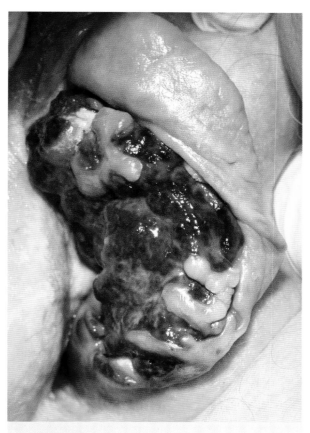

图 8.42　晚期恶性黑色素瘤伴明显的结节状生长。

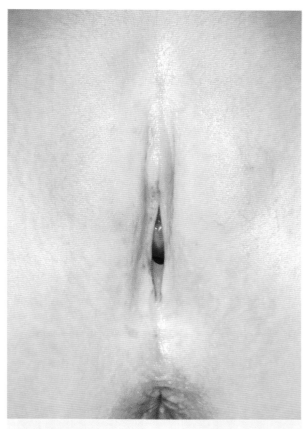

图 8.43　外阴硬化性苔藓病变在童年的表现。

免疫功能缺陷。如果这种疾病未经治疗，则随着病情的进展，多年后会因为不断硬化而导致正常外阴形态的明显破坏。这种疾病也可以发生于儿童（图 8.43，8.44）。

　　硬化性苔藓的主要症状是顽固性的外阴瘙痒和疼痛。本病的初始表现为非特异性的瘙痒、灼热、排尿困难、性交困难和疼痛。早期症状往往被忽视或被误诊为真菌感染的继发症状。因此，具有持续性外阴症状的患者应在早期就进行活检。硬化性苔藓常常最早影响阴蒂周围的皮肤（图 8.45~8.47），然后蔓延到阴唇间沟。早期的硬化性苔藓可以出现明显发亮的红斑、轻度色素脱失、黏膜变薄和小阴唇轻度不对称。通常，硬化性苔藓在会阴及肛周皮肤呈 "8" 字形分布。大部分患者的病情在很长时间内进展

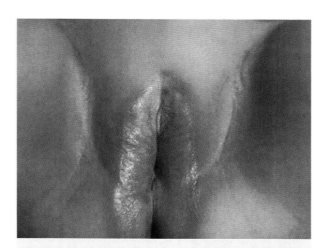

图 8.44　外阴硬化性苔藓在童年的表现。

缓慢（图 8.48，8.49）且伴有完全或部分缓解。晚期的硬化性苔藓（图 8.50，8.51）可发生破坏性的瘢痕形成、色素脱失、小阴唇逐渐融合消失、

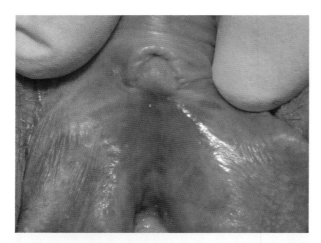

图 8.45 外阴早期的硬化性苔藓波及会阴区。注意表现明显的闪亮红斑和黏膜变薄。

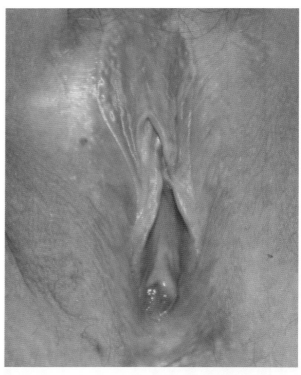

图 8.46 外阴早期硬化性苔藓蔓延到阴唇间沟。注意小阴唇的轻度色素脱失和轻度不对称。

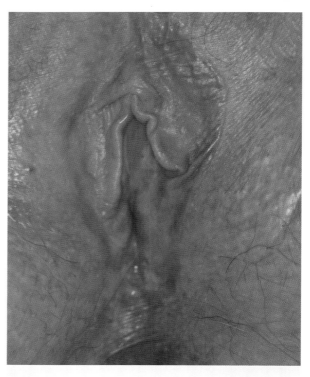

图 8.47 早期硬化性苔藓伴色素失禁和明显退化的小阴唇。

粘连、阴道狭窄（以前的文献中又称为"皮革样外阴"），具有很高的致残率。但这种病情的不断进展可以被积极的治疗与密切随访打断。只有 3%~5% 的长期患病又未予治疗的外阴硬化性苔藓患者会发展为 SCCs。目前尚不明确是否对硬化性苔藓和扁平苔藓进行早期诊断与治疗后可以降低其发生恶变的风险。

硬化性苔藓的一线治疗用药是使用超高效的皮质类固醇药膏，它具有极高的临床有效率。一种较好的方法是使用 0.05% 的丙酸氯倍他索软膏，每日 1 次，持续 1 个月；然后两天 1 次，持续一个月；再接着每周 2 次，持续 1 个月；最后逐渐降到维持治疗量。一般来说，这种一支 30 克的外用药物大约可以用到 3 个月。对大多数患者来说这种治疗会持续较长时间，同样的方法也可用于儿童。肾上腺皮质激素疗法潜在的副作用包括皮肤萎缩或肾上腺功能抑制，但在临床实践中和仔细监管下，这些副作用很罕见。通常局部使用一些非特异性的外用药膏来减轻类固醇药膏的副作用。

二线治疗包括外用钙调神经素抑制剂，如吡美莫司（免疫抑制药）和他克莫司（免疫抑制药）被证明是有效的。这类治疗是通过与疾病活动期

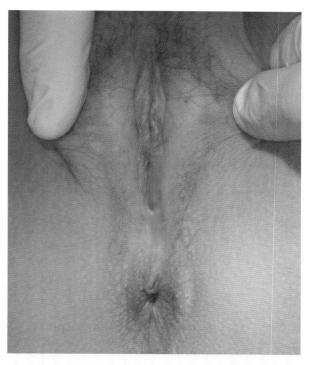

图 8.48 外阴中度硬化性苔藓病变累及会阴及肛周皮肤。

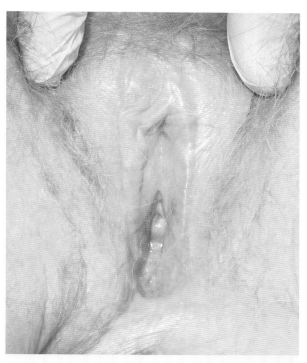

图 8.49 外阴中度硬化性苔藓。注意褪色的小阴唇和阴唇间沟。

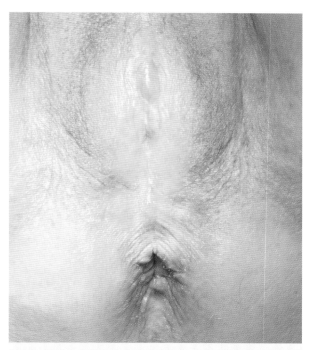

图 8.50 晚期外阴硬化性苔藓伴瘢痕形成，阴道入口接近完全闭合。

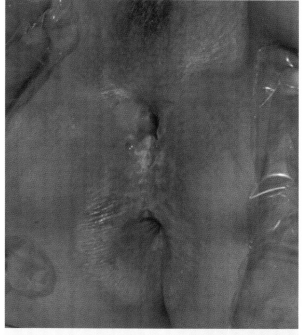

图 8.51 外阴终末期硬化性苔藓。外阴的解剖结构已严重破坏。

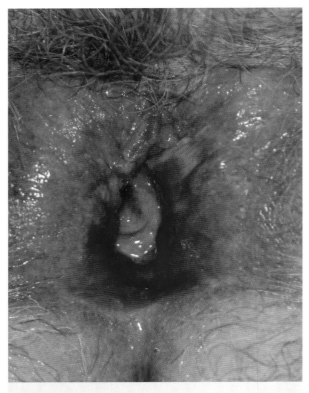

图 8.52　外阴扁平苔藓伴阴道受累。

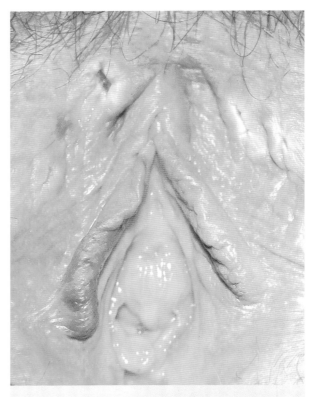

图 8.53　外阴扁平苔藓，肥厚型。

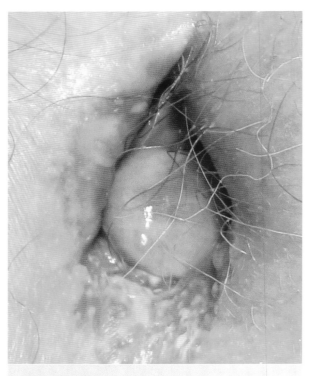

图 8.54　外阴扁平苔藓伴纤细的白色线条（威克姆现象）。

的淋巴细胞之间的相互作用来起效的。

8.5.3 扁平苔藓

　　扁平苔藓是一个病因不清起源不明的皮肤病，可累及皮肤、口腔黏膜、生殖器、食道和皮肤附属器。主要有三种临床类型：经典型、糜烂型和肥大型（图 8.52~8.54）。与硬化性苔藓相同，扁平苔藓的病因学可能也是免疫源性的，由于一种未知的抗原激活了机体 T 细胞，继而这种活化的 T 细胞又去攻击自身的基底角蛋白细胞。它的发病似乎与丙型肝炎有关，故对于扁平苔藓的患者多建议进行丙肝的检测。

　　生殖器扁平苔藓患者通常伴严重的瘙痒和疼痛。扁平苔藓影响外阴的黏膜侧尤其是小阴唇内侧，它由一个光滑的镜面红斑（更容易发生接触性出血）和一条清晰的白线构成，即威克姆现象。糜烂可能进一步发展。在疾病晚期，扁平苔藓常常导致小阴唇和阴道的萎缩与融合。

这可能会导致尿道口和阴道口被覆盖、阴道口狭窄或阴道融合，使得阴道闭锁不能再进入。

与硬化性苔藓相比，外阴扁平苔藓常常侵犯阴道黏膜。生殖道扁平苔藓患者应该检查其他黏膜病变，尤其是口腔黏膜。"外阴阴道牙龈综合征"是扁平苔藓的一组临床亚型，它可以是多系统受累的疾病。

目前对于扁平苔藓导致外阴恶性肿瘤的确切概率尚不清楚。也不能确定是否早期诊断和治疗硬化性苔藓与扁平苔藓后会降低该类疾病发生恶变的风险。

扁平苔藓的治疗与硬化性苔藓相似，使用 0.05% 的丙酸氯倍他索软膏治疗有效。泡沫类制剂可用于阴道病损。钙调神经素抑制剂如吡美莫司、他克莫司仍是二线的选择用药。

8.5.4 银屑病（牛皮癣）

银屑病是一种表皮增殖过速和分化调控紊乱的慢性炎症性皮肤病。该病并不增加癌症发生的风险。银屑病最常见于手肘、膝盖、头皮和指甲，也可发生在外阴。临床特点包括银色的鱼鳞样皮屑和边界清楚的皮肤红斑。这些轮廓清晰的红斑可持续存在，并在其上逐渐出现皲裂。与硬化性苔藓和扁平苔藓不同的是，银屑病往往累及大阴唇（图 8.55），这点可以帮助临床上进行鉴别诊断。外阴的银屑病在初期就可以用强效类固醇药物和维生素 D 软膏治疗，治疗期间建议接受皮肤科医生的专业指导。

8.5.5 单纯性苔藓

单纯性苔藓描述了一种正常外阴经过慢性瘙痒和长期搔抓后出现的继发性皮肤改变。术语"慢性单纯性苔藓"用来表示以前外观正常的皮肤出现纹理明显增厚的苔藓样变化，同时能够排除其他皮肤疾病（如硬化性苔藓、扁平苔藓、银屑病等）。在已确定有皮肤病的前提下，术语"苔藓样变"（lichenification）一词也用来形容具有类似表现的皮肤改变。慢性单纯性苔

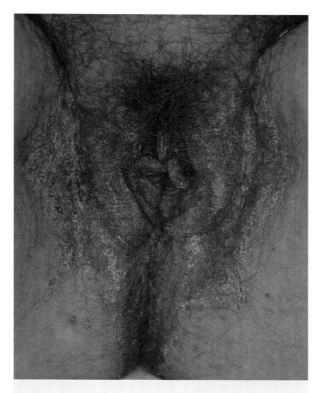

图 8.55　外阴银屑病伴银色的鳞屑和边界清楚的红斑。注意硬化性苔藓或扁平苔藓病变一般不会累及到大阴唇。

藓的特征表现是具有一个难以处理的"痒 – 抓"循环。这种疾病在易患皮肤过敏症和特异性皮炎的女性中更为常见。通常病灶局部使用有效的类固醇激素后会迅速止痒而打破这种"痒 – 抓"循环，而有效的镇静性抗组胺剂，比如羟基嗪，在晚上使用会更有作用。

8.5.6 外阴湿疹

外阴湿疹可分为过敏性湿疹、刺激性接触性皮炎（因接触外用药物、化妆品、湿纸巾或者卫生巾等导致的机械摩擦），和过敏性接触性皮炎（因发生迟发型免疫反应或细胞介导的免疫反应）。尤其是特异性的外阴湿疹，其特点是严重的瘙痒和苔藓样变。已知的过敏原包括麻药、抗生素、抗真菌药、防腐剂、糖皮质激素和杀精剂等。其他过敏原还有多种添加剂诸如化妆品、防腐剂、香料、润滑剂、护垫、

子母扣、扣子、针和布料等。斑贴试验可以用来寻找相关的过敏原，一旦明确后应尽早脱离过敏原并避免接触性刺激。而且当确诊是过敏性湿疹后，应该到皮肤科就诊，根据病情的严重程度来决定是否需要使用外用类固醇类药物。

参考文献

Bergeron C, Ferenczy A, Richart RM, Guralnick M. Micropapillomatosis labialis appears unrelated to human papillomavirus. Obstet Gynecol 1990;76:281–286

Bornstein J, Sideri M, Tatti S, Walker P, Prendiville W, Haefner HK; Nomenclature Committee of International Federation for Cervical Pathology and Colposcopy. 2011 terminology of the vulva of the International Federation for Cervical Pathology and Colposcopy. J Low Genit Tract Dis 2012;16:290–295

Bornstein J, Bogliatto F, Haefner HK, et al; ISSVD Terminology Committee. The 2015 International Society for the Study of Vulvovaginal Disease (ISSVD) Terminology of Vulvar Squamous Intraepithelial Lesions. Obstet Gynecol 2016;127:264–268

Cheng S, Kirtschig G, Cooper S, Thornhill M, Leonardi-Bee J, Murphy R. Interventions for erosive lichen planus affecting mucosal sites. Cochrane Database Syst Rev 2012;2:CD008092

Chi CC, Kirtschig G, Baldo M, Brackenbury F, Lewis F, Wojnarowska F. Topical interventions for genital lichen sclerosus. Cochrane Database Syst Rev 2011;12:CD008240

Jones RW, Rowan DM, Stewart AW. Vulvar intraepithelial neoplasia: aspects of the natural history and outcome in 405 women. Obstet Gynecol 2005;106:1319–1326

Le Cleach L, Chosidow O. Clinical practice. Lichen planus. N Engl J Med 2012;366: 723–732

Mathiesen O, Buus SK, Cramers M. Topical imiquimod can reverse vulvar intraepithelial neoplasia: a randomised, double-blinded study. Gynecol Oncol 2007;107:219–222

Pepas L, Kaushik S, Bryant A, Nordin A, Dickinson HO. Medical interventions for high grade vulval intraepithelial neoplasia. Cochrane Database Syst Rev 2011;13:CD007924

Polterauer S, Catharina Dressler A, Grimm C, et al. Accuracy of preoperative vulva biopsy and the outcome of surgery in vulvar intraepithelial neoplasia 2 and 3. Int J Gynecol Pathol 2009;28:559–562

Regauer S, Eberz B, Reich O. Human-Papillomavirus induced squamous intraepithelial lesions in vulvar lichen planus. J Low Gen Tract Dis 2016 (in press)

Regauer S, Reich O, Eberz B. Vulvar cancers in women with vulvar lichen planus: a clinico-pathological study. J Am Acad Dermatol 2014;71:698–707

Regauer S. Extramammary Paget's disease—a proliferation of adnexal origin? Histopathology 2006;48:723–729

Regauer S. Residual anogenital lichen sclerus after cancer surgery has a high risk for recurrence: a clinicopathological study of 75 women. Gynecol Oncol 2011;123:289–294

Terlou A, van Seters M, Ewing PC, et al. Treatment of vulvar intraepithelial neoplasia with topical imiquimod: seven years median follow-up of a randomized clinical trial. Gynecol Oncol 2011;121:157–162

van Seters M, van Beurden M, de Craen AJ. Is the assumed natural history of vulvar intraepithelial neoplasia III based on enough evidence? A systematic review of 3322 published patients. Gynecol Oncol 2005;97:645–651

Kurman RJ, Carcangiu ML, Herrington CS, Young RH, eds. World Health Organization Classification of Tumours of the Female Reproductive Organs. 4th ed. Lyon: IARC Press; 2014

第 9 章

阴道的阴道镜检查

9.1 阴道的组织形态学

衬于阴道内的鳞状上皮与宫颈的原始鳞状上皮相同。从胚胎发育开始，阴道远端的上皮看似来源于泌尿生殖窦，即属于内胚层起源的上皮；而阴道近端的上皮细胞则起源于中胚层的苗勒管。阴道基质由含有弹性纤维的混合物构成，其内包含中肾管或沃尔夫管的遗迹。阴道内出现腺体（来源于苗勒上皮，即所谓的阴道腺病）持续存在的现象是罕见的，所以阴道内是不含腺体的。

9.2 阴道的癌变

阴道的恶性肿瘤绝大多数为鳞状细胞癌，其主要是由 HPV 感染的鳞状上皮内病变（SILs、以前的阴道上皮内瘤变或 VAIN）发展而来的。具有 HPV 持续感染高危因素（如吸烟、免疫抑制、HIV 感染等）的人群更容易发生阴道的癌前病变或阴道癌。有时候阴道鳞状细胞癌可在无 HPV 感染的扁平苔藓患者中发生。那些非 HPV 感染导致的阴道癌的发病机制可能与外阴癌一致。

9.3 阴道鳞状上皮内病变（SIL）

阴道的 SIL 只占下生殖道上皮内瘤变发病率的不足 1%，临床表现通常无明显症状。该病的第一例报道归功于 Graham 和 Meigs 对于宫颈原位癌患者治疗后持续数年的随访。相对于 HPV 感染导致的宫颈癌或外阴癌及其癌前病变来说，阴道 SIL 可以单独发生、伴随发生或者与其前后发生。有高达 65% 的阴道 SIL 患者曾经发生过宫颈 SIL 或外阴的 SIL。

病变往往呈多灶性，且主要发生在阴道的上 1/3 段，而中、下段的发病率低于 10%，这可能是由于在胚胎发育过程中阴道上皮具有双重起源的缘故。

大多数低级别 SILs 可以自行消退。相比之下，未经治疗的高级别 SIL 发展为浸润性癌的比例可达 5%~8%。

9.4 SIL 的诊断方法

9.4.1 病史

宫颈 SIL 是阴道 SIL 发病的一个主要危险因素。有 0.9%~7.4% 的宫颈 SIL 患者即使在手术切除子宫后仍会发展为阴道 SIL。阴道 SIL 病灶可以独立于宫颈发生，也可以在子宫颈附近发生（如为子宫切除术后则可发生于阴道残端）。子宫切除术后阴道残端出现的 SIL 具有发展为浸润性阴道癌的风险。

与其他 HPV 相关型肿瘤相同，吸烟是阴道癌的一个危险因素。阴道 SIL 更常见于因其他癌症而接受盆腔放疗的患者，如宫颈癌或子宫内膜癌。这可能会导致这些患者在 10~15 年后发生阴道 SIL 的概率明显增加。放疗导致细胞变异的可能机制包括辐射诱导 HPV 癌蛋白的表达和细胞对 HPV 感染发生了异常反应。

阴道腺病是指在阴道内见到柱状上皮持续存在的所有状态，化生可以将腺上皮转换为鳞状上皮。目前还不清楚是否伴有阴道腺病的高危型 HPV 感染女性患 HSIL 的风险更大。阴道腺病可能是一些罕见的阴道腺瘤或阴道腺癌实体部分的起源。

9.4.2 阴道镜检查

在许多情况下，阴道 SIL 不能只靠大体检查就确诊，必须同时行阴道壁的阴道镜检查。特别是那些经过治疗后的宫颈 SIL，复查时仍提示细胞学阳性的女性，还应仔细检查是否同时存在阴道 SIL。在检查时，一定要注意将已打开的鸭嘴式窥器旋转 360 度，并仔细检查阴道上段。对于已行子宫切除术的患者，因为阴道穹隆角可能出现凹陷而不易暴露，故可能会妨碍做出一个全面的阴道镜评估。

应用醋酸后，阴道 SIL 通常出现边界清晰的

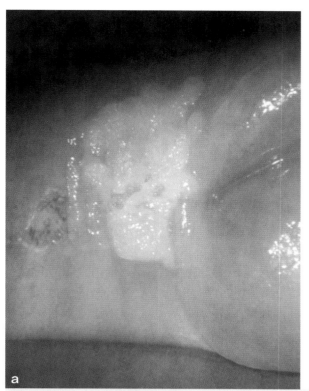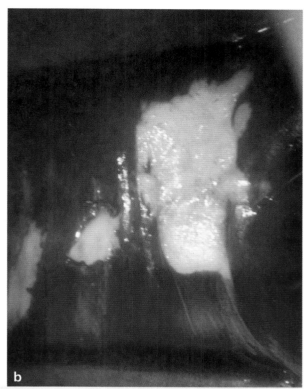

图 9.1　阴道 HSIL（a）涂碘之前和（b）涂碘之后。旁边的小糜烂病灶是由于窥器使用不当造成的。

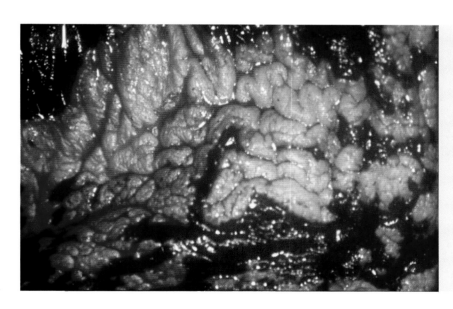

图 9.2　为阴道 HSIL 涂碘后。稍微隆起的病变被染成淡黄色。

醋白上皮和颗粒状外观（图 9.1），偶尔也可以见到点状出血，但是镶嵌和角化很少见到。阴道 SIL 的阴道镜表现可与宫颈 CIN 不同，病变可能只在碘试验的时候被染成黄色，而无其他表现。因此，碘的应用就显得非常重要。通常涂碘后，阴道 SIL 可被染成淡黄色（图 9.2），但这对于绝经后阴道已萎缩的患者来说结果就不好鉴别了。所以对于这类患者给予阴道局部应用雌激素 3~4 周后再检查会有助于诊断。

2011 年国际宫颈病理与阴道镜联盟（IFCPC）对于阴道的阴道镜术语区分出主要和次要病变，提高了与组织学结果的一致性，并可进一步指导治疗。非典型病变、脆性血管、表面不规则和溃疡性病灶等均是发生浸润癌的可疑表现（图 9.3）。

此外，阴道还经常被原发于周围脏器的晚期癌症所波及，比如宫颈、外阴和直肠的晚期癌症（图 9.4，9.5）。

9.4.3 细胞学检查

对于宫颈细胞学结果持续异常而阴道镜检查却始终正常的患者来说，应该尽快做一次阴道的全面检查。虽然细胞学结果呈 LSIL 的患者可能并不出现可识别的病变，但是细胞学结果为 HSIL 的患者却常常出现与之相一致的阴道镜表现或组织病理学结果。

9.4.4 活检

对任何可见的病灶均应进行活检，以明确诊断并除外浸润性病变。活检通常不需要进行局部麻醉。对于研磨处理后的阴道黏膜碎片可进行组织病理学检查。一般常使用小筛网来避免丢掉细小的阴道黏膜碎片（图 9.6）。

9.4.5 生物标记物

区分低危型还是高危型 HPV 感染非常重要，因为 LSIL 包括 HPV 6 或 11 的感染，而从组织学上却无法区分两者的差别。但是很可能只有高危型 HPV 感染才有发展为阴道 HSIL 和浸润性癌的可能性。HPV 检测还可以用于阴道 SIL 治疗后的随访。

对标本进行 p16^{INK4a} 基因单独染色或与 Ki-67 联合染色可以帮助分流由 HPV 诱导的阴道 SIL 和避免过度治疗。一般来说，阴性染色的阴道 SIL 多趋于自然消退，而阳性染色的阴道 SIL 则可能转化为 HPV 感染状态。这些病变可以持续存在或者不断进展（图 9.7）。

9.5 组织学术语与分类

WHO 已于 2014 年将阴道病变分类为 LSIL（即以前的轻度不典型增生 VAIN1）和 HSIL（即以前的中重度不典型增生 VAIN2、VAIN3 和原位癌）。

9.6 阴道 SIL 的组织形态学

阴道 SIL 的镜下表现特点与宫颈 CIN（SIL）类似。阴道 SIL 病变包括湿疣病变（阴道 LSIL 和 VAIN1）和高级别阴道上皮内瘤变（阴道 HSIL、VAIN2 和 VAIN3）。组织学上，阴道 LSIL 与宫颈 CIN I 相似，包括外生性疣和扁平湿疣。阴道 HSIL 的组织学特征为核的异型性，包括核增大、形态不规则、核异质和各种上皮细胞的染色质不规则凝结。此外还有有丝分裂的异常活跃、棘层增厚和角化不良的发生。鉴别诊断包括阴道萎缩、放疗后改变和阴道腺病出现的鳞状上皮不成熟化生。

9.7 阴道 SIL 的管理

阴道 SIL 的治疗方案是根据病变的数量、程度和部位，以及病变级别、以往治疗经过和患者年龄、生育要求等来具体制订的。进行 HPV p16^{INK4a} 的基因检测对治疗亦有帮助。

9.7.1 阴道的 LSIL

LSIL 通常可以自行消退，且往往与病灶的癌变无关。在疾病的初期多使用期待疗法。对于细胞学结果轻度异常而阴道镜下观察阴道并没有可疑病变者不需要治疗。患者可以每半年做一次巴氏细胞涂片和阴道镜检查来随访，如果与高危型 HPV 感染相关，则阴道 LSIL 的病情有可能持续进展。

9.7.2 阴道的 HSIL

阴道的 HSIL 需要治疗，10%~28% 的此类患者在后续的随访中发现了早期浸润癌。

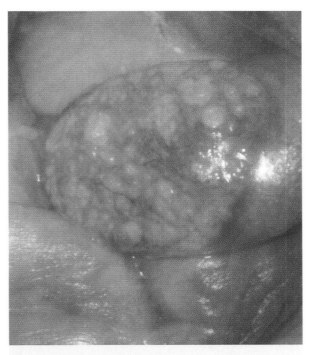

图 9.3　浸润性阴道癌，注意明显的异型血管。

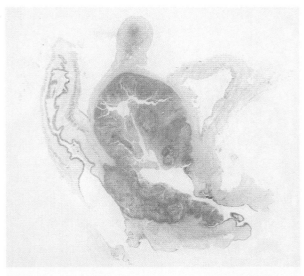

图 9.4　宫颈癌伴阴道的广泛浸润，手术切除标本的巨大的冠状切面。

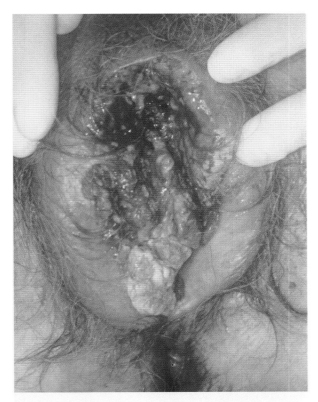

图 9.5　外阴癌伴阴道浸润。

9.7.3 手术治疗

手术方式包括切除和消融。目的是去除所有镜下可见的受累区域，一般要求达到病灶外正常组织的 3~5mm。激光烧灼的主要优点是可以通过阴道镜直视下的操作来控制消融的深度和宽度。通常受 SIL 影响的阴道上皮的厚度约为 0.1~1.4mm，而消融气化的深度可达到 2mm。对于已行子宫切除术的患者如果病灶出现在阴道穹隆角处的凹陷，则首选病灶切除术要优于激光消融术，因为这样可以去除隐匿在其中的浸润癌。如果病灶涉及的阴道面积较大，则建议行部分阴道切除术甚至全阴道切除术。

在开始消融治疗前一定要尽可能排除浸润癌的存在。

手术治疗的成功率为 70%~80%。与那些未经过放射治疗的阴道 HSIL 相比，HSIL 辅助放射治疗后可能会导致后续的治疗更困难，更容易复发，也更易进展为浸润癌。

9.7.4 药物治疗

咪喹莫特对 HPV 阳性的阴道 SIL 治疗有效，也有助于控制多灶性病变。笔者的经验是用 2.5%

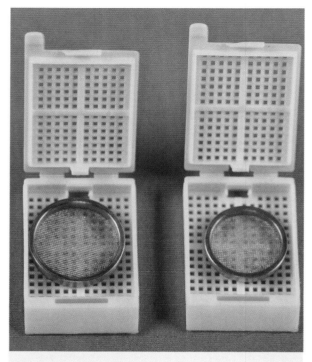

图 9.6　用于获取被研磨破碎的阴道细小组织的小筛网。

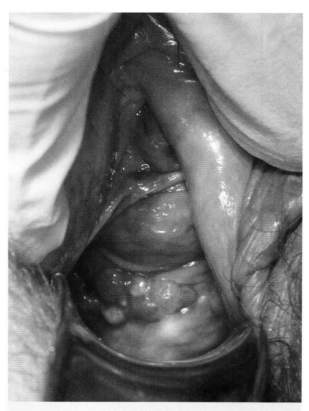

图 9.8　阴道的无色素性黑色素瘤。

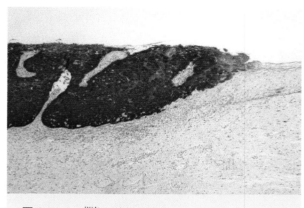

图 9.7　p16^{INK4a} 阳性的阴道 HSIL。

咪喹莫特阴道栓（第 1 周和第 2 周，每周使用 1 个阴道栓； 第 3 周和第 4 周，每周使用 2 个阴道栓；第 5 周后，每周使用 3 个阴道栓，时间最长为 16 周）。使用时需要告知患者该药的副作用（类似感冒症状和发烧）以及这种治疗是超使用说明范围的应用。

　　5- 氟尿嘧啶（5-FU）霜可用于治疗放疗后的 VAIN、免疫功能低下的 VAIN、咪喹莫

特无效的多灶性 VAIN 和病灶太广泛以至于无法使用激光气化治疗的 VAIN。通常建议在密切观察下每周使用一次 5% 氟尿嘧啶霜，每次用 1~2mL，当病灶的表面被剥离后即可停止。使用 5-FU 的主要并发症是被破坏的阴道壁上皮不易愈合。

9.7.5 其他治疗方式

　　阴道 SIL 的电凝治疗可能导致阴道狭窄，故不做推荐。

　　环切术被视为禁忌，因为有导致阴道穿孔的风险。放疗作为初始治疗的作用有限，但对于某些难治性的病例也可以选用，也可作为早期浸润癌手术后的辅助疗法。此外，注射干扰素和超声空化抽吸术也被提出可用于阴道 SIL 的治疗。

　　阴道 SIL 在早期治疗后仍有发展为浸润癌

的风险（2%~5% 的可能性），所以应该做好严密的随访。推荐对阴道 HSIL 治疗后每半年行 1 次巴氏细胞涂片联合阴道镜检查来随访，至少持续 2 年。HPV 检测是预测治疗后该病持续存在或者复发的有效手段。

9.8 阴道黑色素瘤

阴道黑色素瘤（浸润癌和原位癌）较为罕见。作为一种来源于黏膜的黑色素瘤，它的生物学行为与来源于皮肤的黑色素瘤不同。无色素性黑色素瘤可以在异常细胞学和阴道镜检查的基础上检测到（图 9.8）。浸润性阴道黑色素瘤常为多灶性，且存在大量的原位成分，这使得手术完全切除很困难。此外，即使手术已经达到切缘阴性的标准，但该病的局部复发和远处转移仍很常见，总体来说预后不良。

参考文献

Benedet JL, Wilson PS, Matisic JP. Epidermal thickness measurements in vaginal intraepithelial neoplasia. A basis for optimal CO2 laser vaporization. J Reprod Med 1992;37:809–812

Bornstein J, Bentley J, Bösze P, et al. 2011 colposcopic terminology of the International Federation for Cervical Pathology and Colposcopy. Obstet Gynecol 2012;120(1):166–172

Chiu TL, Jones RW. Multifocal multicentric squamous cell carcinomas arising in vulvovaginal lichen planus. J Low Genit Tract Dis 2011;15:246–247

Diakomanolis E, Haidopoulos D, Stefanidis K. Treatment of high-grade vaginal intraepithelial neoplasia with imiquimod cream. N Engl J Med 2002;347:374

Dodge JA, Eltabbakh GH, Mount SL, Walker RP, Morgan A. Clinical features and risk of recurrence among patients with vaginal intraepithelial neoplasia. Gynecol Oncol 2001;83:363–369

Frumovitz M, Etchepareborda M, Sun CC, et al. Primary malignant melanoma of the vagina. Obstet Gynecol 2010;116:1358–1365

Gurumurthy M, Cruickshank ME. Management of vaginal intraepithelial neoplasia. J Low Genit Tract Dis 2012;16:306–312

Indermaur MD, Martino MA, Fiorica JV, Roberts WS, Hoffman MS. Upper vaginectomy for the treatment of vaginal intraepithelial neoplasia. Am J Obstet Gynecol 2005;193:577–580, discussion 580–581

Kurman RJ, Carcangiu ML, Herrington CS, Young RH, eds. WHO Classification of Tumors of the Female Reproductive Organs. 4th ed. Lyon: IARC Press; 2014

Liao JB, Jean S, Wilkinson-Ryan I, et al. Vaginal intraepithelial neoplasia (VAIN) after radiation therapy for gynecologic malignancies: a clinically recalcitrant entity. Gynecol Oncol 2011;120:108–112

Reich O, Fritsch H. The developmental origin of cervical and vaginal epithelium and their clinical consequences: a systematic review. J Low Genit Tract Dis 2014;18:358–360

Rome RM, England PG. Management of vaginal intraepithelial neoplasia: a series of 132 cases with long-term follow-up. Int J Gynecol Cancer 2000;10:382–390

Schockaert S, Poppe W, Arbyn M, Verguts T, Verguts J. Incidence of vaginal intraepithelial neoplasia after hysterectomy for cervical intraepithelial neoplasia: a retrospective study. Am J Obstet Gynecol 2008;199:113.e1–113.e5

Song JH, Lee JH, Lee JH, et al. High-dose-rate brachytherapy for the treatment of vaginal intraepithelial neoplasia. Cancer Res Treat 2014;46:74–80

Wentz WB, Reagan JW. Clinical significance of postirradiation dysplasia of the uterine cervix. Am J Obstet Gynecol 1970;106:812–817

Zeligs KP, Byrd K, Tarney CM, et al. A clinicopathologic study of vaginal intraepithelial neoplasia. Obstet Gynecol 2013;122:1223–1230

第 10 章

肛周的阴道镜检查

10

10.1 肛周的解剖学及组织形态学

肛门由肛管和肛缘组成。肛管起始于肛门括约肌复合体的顶点，从那里直肠进入耻骨直肠悬韧带，远端终止于鳞状黏膜与肛周皮肤融合之处，大致与明显的肛门括约肌间沟的位置相符。临近齿状线的近端，有一个由移行上皮形成的可变的狭窄区域，形成肛门转化区（TZ）。这个转化区的远端由鳞状上皮组成，此处没有毛发和腺体。此肛周区域一直延伸至肛缘远端（毛发附着于皮肤的交界处）（图10.1）。

10.2 肛门的癌变

大约80%的肛门癌是鳞癌，其余则是腺癌。超过85%的肛门癌与HPV感染相关，并通过肛门上皮内瘤变（AIN）发展而来。在与HPV相关的肛门癌中，HPV 16占主导地位，其次是HPV 18、HPV 33和HPV 59。

HPV进入人体很可能是由于皮肤擦伤引起的，而肛交是可能的危险因素之一。由于阴道口与肛门的位置毗邻也促进了因阴道分泌物、肛门污染物或经手污染等非性交因素和自体传播途径导致的感染。存在HPV相关妇科肿瘤的女性罹患肛门癌的风险增加。

在患有硬化性苔藓或扁平苔藓的患者中，有少部分可以发展为与HPV感染不相关的肛门癌（图10.2）。而这部分肛门癌的发病机制至今尚未阐明，但似乎与外阴病变有关（图10.3）。

从发病部位上看，肛门癌主要位于肛管，少数病例也可能位于肛缘，但大部分肛门癌起源于肛管的转化区（齿状线）。

10.3 肛门的上皮内瘤病（AIN）

肛门上皮内瘤变病灶可在肛门内或肛周发生。病变可以通过肛周皮肤向内延伸到肛管或直接孤立地生长于肛管内。因此，如肛周出现

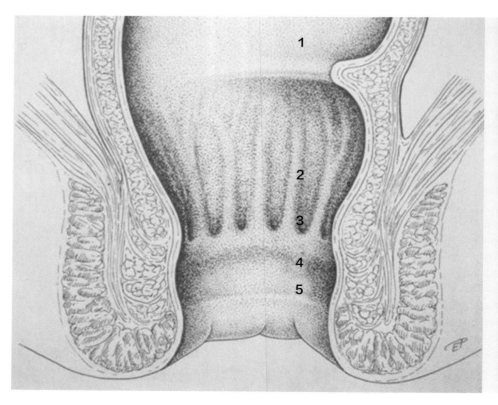

图10.1 肛门的解剖学。1为肛门直肠区；2为有肛柱的肛门转化区；3为肛门齿状线；4为肛管；5为肛周。

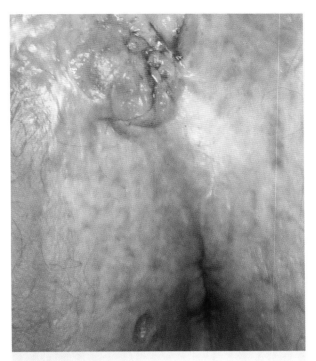

图 10.2　高级别的肛周硬化性苔藓。具有黏膜白斑的肛周区显示外生型病变和小溃疡，这两者都提示有恶性疾病的可能性。

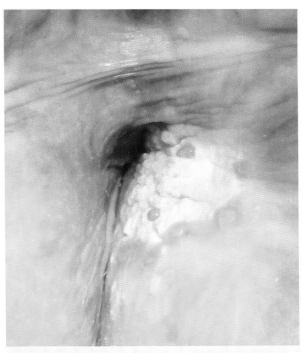

图 10.3　晚期生殖器硬化性苔藓患者出现的局限性肛周白斑，组织学提示其病理改变与分化型外阴上皮内瘤变相同。

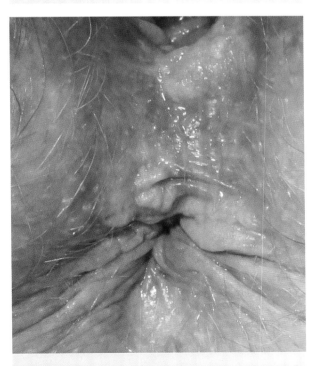

图 10.4　多灶性 HPV 相关性疾病之一的 AIN。注意肛周病变和外阴处的病变。

HPV 感染则提示肛管内发生 AIN 的可能。超过 75% 的病变位于肛门的转化区。危险因素包括未受保护的肛交、终身性伴侣的数量、生殖器疣、免疫缺陷、吸烟史以及 HPV 相关型妇科肿瘤史，包括外阴上皮内瘤变（VIN）和宫颈上皮内瘤变（CIN）。

AIN 也可以是任何或所有肛门和生殖器多灶性病变发展过程的一部分病灶（图 10.4）。在一项关于免疫功能正常的女性发生 CIN、VIN 或者 VAIN（阴道上皮内瘤变）的研究中显示，12% 的人会得 AIN，而 8% 的人会发生高级别 AIN。另一项研究发现，在免疫功能正常的女性中，CIN 的女性中约有 17% 可能发生 AIN，而有 4% 会发生高级别 AIN。有趣的是，在生殖道不同部位存在多灶性病变的患者，通常在其所有病变中均显示为相同的 HPV 分型。

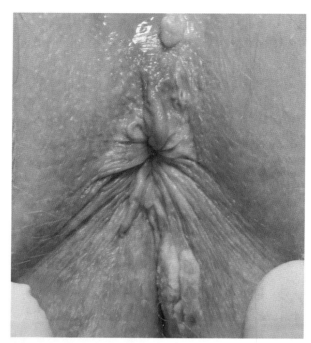

图 10.5 AIN 的多个病灶，注意 6 点处的白斑和 12 点处的湿疣病变。

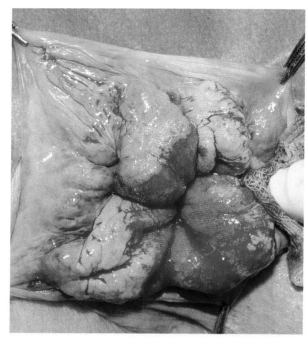

图 10.7 肛门转化区的浓厚醋白上皮（此图像由 A. Salat 友情提供）。

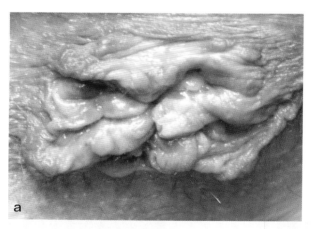

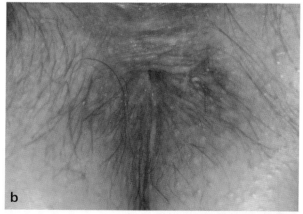

图 10.6 肛周的浓厚醋白上皮。

高级别的 AIN（肛门上皮内瘤变）中最常检测到的高危病毒类型包括：HPV16、18、33 和 58。多重病毒联合感染的发生率从低级别病变（LG-AIN1）的 54% 降到肛门癌的 7%。

据报道，2 年内从低级别 AIN 发展到高级别 AIN 的发生率是 36%~66%；而 5 年内从高级别 AIN 发展为肛门浸润癌的发生率是 5%~26%。

肛门上皮内瘤变患者通常有局部瘙痒或烧灼感，而有的可以全无症状。临床上也可表现出红斑、白斑、色素沉着或湿疣病变等。这些改变通常呈扁平状单发灶，而有 10%~20% 的患者也可表现为多发病灶（图 10.5）。

10.4　AIN 的诊断方法

10.4.1 阴道镜检查（肛门镜检查）

肛门镜检查较肉眼观察可以更准确和更早期地发现病变。肛周病变可以通过扩大暴露臀部的范围和使用传统的阴道镜直视来发现。在肛管内的直肠转化区病变可以用肛门镜直接观察到。标准方法是用 3% 醋酸来处理肛周和肛门区组织几分钟后，再插入一个一次性的肛门镜，放大局部后观察评估。醋酸反应可导致非典型的病变组织发白，所以可以在鳞柱状上皮区域内查找有无醋白上皮和异常血管的存在，如点状血管和镶嵌。碘试验也经常使用，在正常组织呈棕褐色的背景下，可疑 AIN 的区域常显示出明显的黄色。

国际宫颈病理与阴道镜联盟（IFCPC）于 2011 年确定的肛门阴道镜检查术语将醋白上皮、点状血管、异型血管、表面不规则和异常的鳞柱交界等作为异常的肛门阴道镜结果（图 10.6 ~10.8）。与其他部位的术语相比，这些术语并没有区分主要变化和次要变化。

10.4.2 细胞学检查

肛管细胞学检查是在肛门插入一个拭子或刷子，通过旋转它收集细胞。检查前 24 小时内应避免肛门性交。

对于高级别 AIN 来说，肛门细胞学检查的敏感性为 69% ~ 93%，特异度为 32%~59%。过度角化可能导致假阴性的细胞学结果。细胞学结果异常则应推荐做肛门镜检查或同时行镜下活检。

10.4.3 活检

应对可疑为 AIN 或存在肛门浸润癌的病灶进行活检。

10.4.4 生物标记物

HPV 检测是为了区分低危和高危病毒感染，HPV 结果有助于对不确定结果的分流和 AIN 治疗后的随访。而 p16^{INK4a} 基因的染色可以帮助选择是开始治疗还是继续等待。

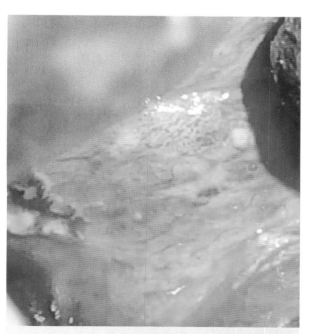

图 10.8　肛管内碘试验阳性的粗大点状血管（此图像由 A. Salat 友情提供）。

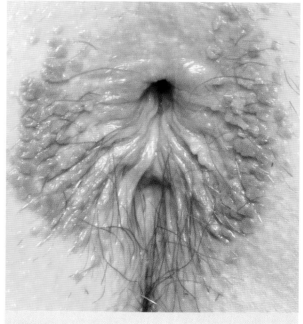

图 10.9　肛周湿疣。

10.5 组织学术语与分类

AIN 病变的组织学分级类似 CIN 的分级（表 10.1）。使用术语"低级别 AIN"来描述轻度不典型增生包括湿疣病变（图 10.9）和"高级别 AIN"来描述中度和重度不典型增生，有助于制订合理的治疗方案。

2012 年肛门下生殖道鳞状病变命名标准化计划（LAST），对于整个生殖道组织的 HPV 相关型鳞状细胞疾病推荐使用统一的二级分类命名法体系。

10.6 AIN 的治疗

AIN 的治疗方法与 VIN 相似，可分为外科治疗和内科治疗。高级别 AIN 推荐到肛肠疾病专科进行治疗和随访。

10.6.1 手术治疗

外科治疗包括切除或消融。其目的是去除

表 10.1 肛门癌前病变及肛周鳞状上皮病变的术语

分类	解释
AIN **一级**	轻度不典型，低级别肛门上皮内瘤变
AIN **二级**	中度不典型，高级别肛门上皮内瘤变
AIN **三级**	重度不典型，高级别肛门上皮内瘤变原位癌

缩写：AIN，肛门上皮内瘤变

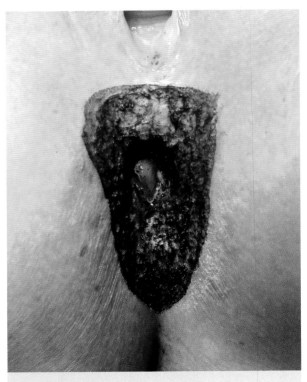

图 10.10 肛周多灶性 AIN 的激光气化治疗。

所有可见的损伤病灶，一般需切除到病灶以外正常皮肤或黏膜的 3~5mm（图 10.10）。病变如果已是侵入性的，或是已侵及肛周皮肤的毛发或腺体，一般应将这些病变全部切除，并将切除后的标本送组织病理学做仔细检查。肛门生殖器疣和低级别 AIN 可使用激光消融，使烧蚀深度达到 2mm。一般治疗后的复发率为 23%~80%。

10.6.2 药物治疗

一项关于 AIN 的队列研究结果未能取得共识，目前也没有关于 AIN 最佳用药方案的随机对照数据。有资料显示，对高级别的 AIN 病灶常规外用咪喹莫特、5- 氟尿嘧啶或西多福韦等已经取得令人鼓舞的结果。然而这些研究大多是针对男性（同性恋）进行的，可能并不适用于女性。此外，药物治疗经常与手术治疗结合使用，例如消融术。

参考文献

Bornstein J, Sideri M, Tatti S, Walker P, Prendiville W, Haefner HK; Nomenclature Committee of International Federation for Cervical Pathology and Colposcopy. 2011 terminology of the vulva of the International Federation for Cervical Pathology and Colposcopy. J Low Genit Tract Dis 2012;16(3):290–295

Cachay ER, Agmas W, Mathews WC. Relative accuracy of cervical and anal cytology for detection of high grade lesions by colposcope guided biopsy: a cut-point meta-analytic comparison. PLoS ONE 2012;7(7):e38956

Edgren G, Sparén P. Risk of anogenital cancer after diagnosis of cervical intraepithelial neoplasia: a prospective population-based study. Lancet Oncol 2007;8(4):311–316

Macaya A, Muñoz-Santos C, Balaguer A, Barberà MJ. Interventions for anal canal intraepithelial neoplasia. Cochrane Database Syst Rev 2012;12:CD009244

Palefsky JM, Holly EA, Hogeboom CJ, Berry JM, Jay N, Darragh TM. Anal cytology as a screening tool for anal squamous intraepithelial lesions. J Acquir Immune Defic Syndr Hum Retrovirol 1997;14(5):415–422

Palefsky JM, Holly EA, Ralston ML, Da Costa M, Greenblatt RM. Prevalence and risk factors for anal human papillomavirus infection in human immunodeficiency virus (HIV)-positive and high-risk HIV-negative women. J Infect Dis 2001;183(3):383–391

Pandey P. Anal anatomy and normal histology. Sex Health 2012;9(6):513–516

Saleem AM, Paulus JK, Shapter AP, Baxter NN, Roberts PL, Ricciardi R. Risk of anal cancer in a cohort with human papillomavirus-related gynecologic neoplasm. Obstet Gynecol 2011;117(3):643–649

Santoso JT, Long M, Crigger M, Wan JY, Haefner HK. Anal intraepithelial neoplasia in women with genital intraepithelial neoplasia. Obstet Gynecol 2010;116(3):578–582

Scholefield JH, Harris D, Radcliffe A. Guidelines for management of anal intraepithelial neoplasia. Colorectal Dis 2011;13(Suppl 1):3–10

Simpson JA, Scholefield JH. Diagnosis and management of anal intraepithelial neoplasia and anal cancer. BMJ 2011;343:d6818

Welton ML, Lambert R, Bosman FT. Tumours of the anal canal. In: Bosman FT, Carneiro F, Hruban RH, Theise ND, eds. WHO Classification of Tumours of the Digestive System. Lyon: IARC Press; 2010

索 引